簡単・おいしい・アレンジしやすい
治療のための 継続できる

ケトン食レシピ

Ketogenic diet

by SEC method

診断と治療社

巻頭言

　このたび、大阪母子医療センターから「治療のための継続できるケトン食レシピ」を上梓することとなりました。本書の執筆にあたっては、この分野の当センターでの専門家である小児神経科、消化器・内分泌科と栄養管理室が総力を挙げて取り組みました。

　てんかんに対するケトン食療法の変遷には興味深いものがあります。ヒポクラテスの記述にもあるように、古くからてんかんの治療における断食療法の有用性が知られてきましたが、なぜ絶食が有用なのかは不明のままでした。20世紀に入り絶食によってケトーシスがおこることが治療効果をもたらしていることが確認され、1920年頃に米国でWilderというメイヨークリニックの医師が、脂肪が多く、炭水化物の少ない食事を摂取すれば絶食するのと同じくケトン血症となることを考案し、実際に高脂肪・低炭水化物食でてんかん患者の発作軽減がおこることを実証しました。これがケトン食療法の始まりです。しかし1938年に新しい抗てんかん薬であるフェニトインが開発されると食事療法は一旦廃れます。1994年になって、フェニトイン後も続々と開発された抗てんかん薬でも効果の挙がらなかった難治性の患者が、ケトン食療法で劇的に症状が改善した例が報道され、再びケトン食による治療が注目されました。さらに、グルコーストランスポーター（GLUT）I欠損症が1991年に初めて報告されたことも、この治療法が普及する一助となり、基礎研究を含む様々な研究が行われることにもつながりました。2008年には国際抗てんかん連盟の公式雑誌にケトン食の特集号が組まれています。

　ケトン食の有用性が最も理解できるのはGLUT-I欠損症です。この病気では、通常、脳が唯一のエネルギー源とするグルコースが取り込まれなくなるので、その代わりとして脳に移行できるケトンを体内で増やし、それを脳のエネルギー源とするという理屈ですから、大変わかりやすい話です。難治性のてんかんにおける、ケトン食の有用性についてはさまざまな機序が提唱されてはいますが、GLUT-I欠損症ほど明確な理屈はありません。ケトン食とは、体内でケトン体が多くできるように考えられた食事ですが、糖尿病患者ではコントロールが不良の場合にケトアシドーシスがおこり重篤な事態がおこることもあります。したがって、この治療法の副作用にも十分注意する必要があり、専門医の処方のもとで行われる必要があることには留意していただきたいと思います。

　十分な注意をしながら施行されれば非常に有用なケトン食療法ですが、大きな問題点は何といっても毎日高脂肪・低炭水化物という、とくに日本人にはなじみにくい食事を継続的に食べなければならないことです。子どもの場合は発育・発達に必要なたんぱく質は確保しなければなりません。また、おいしくなければ子どもは長期にわたって食べてくれません。和食で実行することが困難なことも、とくに日本でケトン食が普及しない一因と考えられます。そこで、本書では、調理しやすいこと、難しい計算をしなくとも実践しやすいレシピであること、そしておいしいことなどを重視し、継続できる実際的な献立を提案しました。さらに、17項目の「コラム」を設け、ケトン食を継続するコツなどについても取り上げました。

　本書が、食育を指導される栄養士さんにはもちろん、てんかんの子どもさんをお持ちのご両親に読まれ、子どもの心身の健やかな成長に役立つことを願っています。

大阪府立病院機構 大阪母子医療センター

総長　倉智博久

序文

　てんかんの治療の中核は抗てんかん薬です。わが国では10年ほど前から次々に新規抗てんかん薬が市販されてきました。しかし、この新規抗てんかん薬の時代においても、てんかん患者さんの一部が発作に苦しんでおられる状態は続いています。近年、抗てんかん薬以外の治療法としていろいろな脳外科手術が試みられてきています。しかし、すべての患者さんがてんかん外科治療の対象になるわけではありません。

　ケトン食療法は古くから試みられてきたてんかん治療方法のひとつです。近年、ケトンフォーミュラという特殊ミルクの登場でこの治療法が見直されつつあります。多くの抗てんかん薬が無効で、ケトン食療法ではじめて発作が抑制された患者さんの報告はあります。しかし、ケトン食療法は決して魔法の治療法ではないことは知っておいてください。一般にこの治療で発作の回数が半分に減る患者さんは全体の約4割のみと言われています。また、ケトン食療法が禁忌である疾患もあります。治療中に副作用、合併症の起こる危険性もあります。したがって、ケトン食療法の導入は主治医と十分に相談して決めてください。

　ケトン食療法は治療であると同時に毎日の食事でもあります。"食"は文化で、特に日本は食文化が豊かであることが知られています。治療食が必要な患者さんにおいても、"食"は豊かで、さらに心と体の大切な栄養源として継続しなければなりません。これまでのケトン食は、ケトン比や糖質量を計算しながら、家族の食事とは別に献立を立てるという方法で行われてきました。そのために、患者さんやご家族の負担が大きくなり継続が難しくなるケースも少なくありませんでした。大阪母子医療センターでは、ケトン食療法を必要とする患者さんが、煩雑な計算をせず、できるだけ家族と一緒に食事を楽しむことができるように、独自の手法で栄養士が様々な工夫をしてきました。

　本書には、乳幼児期から成人期まで、適切な栄養を摂りながらケトン体を効率よく産生できる食品の組み合わせ例を紹介しています。学童期の給食も上手にアレンジすればケトン食になります。近年のダイエットブームから低糖質食材が数多く発売されるようになりました。これらの食材も取り入れて、ケトン食に役立つ食材についても解説し、家族と一緒に美味しく楽しめるレシピをたくさん掲載しました。当センターの医師・栄養士が、ケトン食療法が必要な患者さんに是非知っておいていただきたい医学的情報をコラムの形で読みやすく執筆しました。本書にはケトンフォーミュラを使用しなくても調理が可能なレシピを多く掲載しています。本書がケトン食療法を試みられる皆様に少しでもお役に立つことを願っております。

大阪府立病院機構 大阪母子医療センター

小児神経科主任部長　鈴木保宏

執筆者一覧

● 編集

位田　　忍	大阪母子医療センター	消化器・内分泌科
西本裕紀子	大阪母子医療センター	栄養管理室
柳原　恵子	大阪母子医療センター	小児神経科

● 執筆（五十音順,敬称略）

麻原　明美	大阪母子医療センター	栄養管理室
池田　　妙	大阪母子医療センター	小児神経科
位田　　忍	大阪母子医療センター	消化器・内分泌科
伊藤　真緒	大阪母子医療センター	栄養管理室
惠谷　ゆり	大阪母子医療センター	消化器・内分泌科/栄養管理室
大星　大観	大阪母子医療センター	小児神経科
加嶋　倫子	大阪母子医療センター	栄養管理室
木水　友一	大阪母子医療センター	小児神経科
中井　理恵	大阪母子医療センター	小児神経科（現：大阪大学大学院医学系研究科）
中島　　健	大阪母子医療センター	小児神経科
西本裕紀子	大阪母子医療センター	栄養管理室
平野　慎也	大阪母子医療センター	新生児科
最上友紀子	大阪母子医療センター	小児神経科
柳原　恵子	大阪母子医療センター	小児神経科

● 協力

藤本　素子	大阪母子医療センター	栄養管理室
堀　　香澄	大阪母子医療センター	栄養管理室

● 写真撮影

白石　八郎	白石写真事務所

目　次

巻頭言 ……………………………………… 倉智博久　ii
序文 ………………………………………… 鈴木保宏　iii
執筆者一覧 ………………………………………… iv
レシピの見方 ……………………………………… vii

第1部　ケトン食の基礎知識

Chapter1　ケトン食とは

A　ケトン食と通常の食事の違い
………………………… 西本裕紀子、柳原恵子　2
B　ケトン食を継続するコツ ………… 西本裕紀子　3
C　SEC法ケトン食とは ……………… 西本裕紀子　4

Chapter2　ケトン体をつくる三大栄養素

A　ケトン体産生の仕組み ………… 西本裕紀子　6
B　脂肪酸の種類 ……………………… 加嶋倫子　7
C　バランスよく脂質を摂取するコツ ………… 加嶋倫子　7
D　炭水化物と糖質について
（制限が必要なものと不要なもの）………… 麻原明美　9
E　砂糖などのかわりに使える！　0kcalの甘味料
………………………………… 麻原明美　9
F　ケトン体産生量の算出法
（ケトン比・ケトン指数・ケトン値）… 西本裕紀子　11

Chapter3　発育にあわせたケトン食

A　乳汁としてのケトンフォーミュラ（明治817-B）
………………………………… 位田　忍　13
B　病院におけるケトン食の導入 ……… 中井理恵　15
C　ケトン体のチェック法 ……………… 木水友一　16

Chapter4　ケトン食に適応のある疾患

A　グルコーストランスポーター1（GLUT-1）欠損症
………………………………… 柳原恵子　17
B　ピルビン酸脱水素酵素複合体（PDHC）欠損症
………………………………… 池田　妙　17
C　難治性てんかん ………………… 最上友紀子　18
D　そのほかの疾患とケトン食 ………… 中島　健　19

Chapter5　ケトン食をいつまで継続するか … 大星大観　22

第2部　継続できるケトン食レシピ

西本裕紀子、麻原明美、加嶋倫子、伊藤真緒

成長段階別の食事がわかるケトン食レシピ

離乳期にとりたい！　1日のケトン食の食材とミルクの目安量
…………………………………………………… 26
離乳前期　1日分の献立 ……………………………… 29
卵黄のマッシュ …………………………………… 30
豆腐のとろとろ煮 ………………………………… 30
野菜だしのスープ ………………………………… 31
ほうれん草ミルク煮 ……………………………… 31
りんごクリーム …………………………………… 32
離乳中期　1日分の献立 ……………………………… 34
かれいバター煮 …………………………………… 36
納豆炒め煮 ………………………………………… 36
コンソメスープ（キャベツ）…………………… 37

ブロッコリーのチーズ和え…………………… 37
チーズスクランブルエッグ…………………… 38
鶏肉のクリームスープ………………………… 38
きゅうりマヨネーズ…………………………… 39
ヨーグルトクリーム…………………………… 39
離乳後期／完了期　1日分の献立 ………………… 40
さけのバター焼き……………………………… 42
鶏ミンチの中華スープ………………………… 42
アボカドチーズ………………………………… 43
ハンバーグ……………………………………… 43
すまし汁（ほうれん草）……………………… 44
さやいんげんのミルク煮……………………… 44
さわらの煮つけ………………………………… 45
みそ汁（オクラ）……………………………… 45
小松菜と高野豆腐の煮浸し…………………… 46
幼児期にとりたい！　1日のケトン食の食材の目安量 … 47
幼児前期　1日分の献立 …………………………… 48
キャベツとソーセージのカレーソテー……… 50
ミネストローネ………………………………… 50
白身魚のチーズホイル焼き…………………… 51
コンソメスープ（エリンギ・しいたけ・玉ねぎ）… 51
コールスローサラダ…………………………… 52
蒸し鶏　ごましょうゆだれ…………………… 52
みそ汁（豆腐・のり）………………………… 53
チンゲン菜のナッツ和え……………………… 53
幼児後期　1日分の献立 …………………………… 54
チーズオムレツ………………………………… 56
トマトとレタスのごまマヨサラダ…………… 56
照り焼きチキンハンバーグ…………………… 57
すまし汁（にんじん・しめじ・みつば）…… 57
切り干し大根のちりめんじゃこ炒め………… 58
あじカレームニエル…………………………… 58
コンソメスープ（さやいんげん・にんじん）… 59
チーズサラダ…………………………………… 59
学童期にとりたい！　1日のケトン食の食材の目安量 … 63
学童前期　1日分の献立 …………………………… 64
キャベツとベーコンのバターソテー………… 66
ゆで野菜サラダ（サウザン風）……………… 66
さばの竜田揚げ………………………………… 67
けんちん汁……………………………………… 67
しろ菜ときのこのお浸し……………………… 67
ポークピカタ…………………………………… 68
干ししいたけのクリームスープ……………… 68
レモンドレッシングサラダ…………………… 69
学童後期　1日分の献立 …………………………… 70
サーモンマリネ………………………………… 72
カレーコンソメスープ………………………… 72
ブロッコリーツナサラダ……………………… 73
にんじんグラッセ……………………………… 73
野菜の肉巻き（アスパラ・トマト）………… 73
あんかけ芙蓉蟹………………………………… 74
花にんじんスープ……………………………… 74
わかめきゅうりごま酢和え…………………… 75
成人期にとりたい！　1日のケトン食の食材の目安量 … 80
成人期　1日分の献立 ……………………………… 82
ツナサラダ……………………………………… 84
アーモンドミルクスープ……………………… 84
揚げ焼き麺……………………………………… 85
麻婆豆腐………………………………………… 85
わかめもやしスープ…………………………… 86
白菜中華風和え物……………………………… 86

v

ひじき炒め煮………………………	87
炒め汁（水菜・にんじん）………	87

カテゴリー別ケトン食レシピあれこれ

主食　ケトンフォーミュラあり　92
ケトンパン……………………………	92
ケトンチーズスフレ…………………	92
ケトンピザ（ツナ・ピーマン・玉ねぎ）…	93
ケトンお好み焼き……………………	93

主食　ケトンフォーミュラなし　94
焼きうどん……………………………	94
トマトクリームベーコンパスタ……	94
あったかごまみそうどん……………	95
チーズカレーうどん…………………	95
クリームボロネーゼ…………………	96
とんこつ風ラーメン…………………	96
かにレタスチャーハン………………	97
オムライス……………………………	97
洋風えびチャーハン…………………	98
チヂミ…………………………………	98
お好み焼き……………………………	99
おからホットケーキ…………………	99
おから蒸しパン……………………	100

主菜　101
チンジャオロース…………………	101
とんかつ……………………………	101
牛肉のすき焼き風煮………………	102
焼き魚………………………………	102
ホタテのクリームシチュー………	103
さけと野菜のグラタン……………	103
五目野菜炒め………………………	104
ぶり照り焼き………………………	104
豚肉のしょうが焼き………………	105
焼き肉………………………………	105
餃子…………………………………	106
白身魚のフライ……………………	106
おでん………………………………	107
寄せ鍋（ごまだれ）………………	107

汁物　108
韓国風わかめスープ………………	108
茶碗蒸し……………………………	108
洋風茶碗蒸し………………………	109
卵とトマトのスープ………………	109
のっぺい汁…………………………	110
なめこ汁……………………………	110
ベーコン野菜スープ………………	111

副菜　111
白菜のお浸し………………………	111
糸コンたらこ和え…………………	112
白和え………………………………	112
なすとエリンギのバターソテー…	113
きんぴらごぼう……………………	113
油揚げと大根、にんじんのじゃこ和え…	114
カリフラワーきのこクリーム煮…	114

おやつ　115
マドレーヌ…………………………	115
プリン………………………………	115
ココアムース………………………	116
ココアゼリー………………………	116
レアチーズケーキ…………………	117
ババロア……………………………	117

アイスクリーム……………………	118
おからたこ焼き……………………	118
おからカステラ……………………	119
おからドーナツ……………………	119

ケトン値を下げないレシピ　120
わらびもち…………………………	120
海藻サラダ…………………………	121
冷やしうどん………………………	121

ケトン食のバリエーションを広げるディップ・ソース・あわせ調味料

ディップ・ソース　124
和風ごまドレッシング……………	124
ごまだれ……………………………	124
中華ドレッシング…………………	124
マスタードマヨネーズ……………	125
チリトマトソース…………………	125
ねぎみそマヨソース………………	125
カレー醤油ソース…………………	126
カルボナーラソース………………	126
レモンクリーム……………………	126

脂質も糖質も少ないあわせ調味料　127
焼き肉のたれ………………………	127
つけめんつゆ………………………	127
煮物用だし…………………………	127
すきやきだし………………………	127
うどんだし…………………………	127
おでんだし…………………………	127
味付けポン酢………………………	127

特別な日のためのケーキのレシピ

ショートケーキ……………………	130
レアチーズケーキ…………………	132

第3部　ケトン食中のモニター

Chapter1 ケトン食実施中のモニター

A　栄養と成長・発達………………	位田　忍	136
B　ケトン食実施中の栄養的問題点………	惠谷ゆり	138
C　シックデイの対応・非常時の対策…	最上友紀子	140

付　録

付録①　学校への説明（給食の対応依頼文書例）………	142
付録②　ケトン値一覧表………………………	143

Column

1 特殊ミルクの制度とケトン食を実施する上での利用法 ……………………………………	柳原恵子	14
2 これは使える！とろみ剤サイリウムハスク ……………………………………	伊藤真緒	33
3 これは使える！低糖質食材…………	加嶋倫子	60
4 市販のパスタソースで手軽に即席ケトン食 ……………………………………	西本裕紀子	62
5 これは使える！そのままおやつに食べられる食品 ……………………………………	加嶋倫子	76
6 外食の工夫………………………	伊藤真緒	88
7 Scammonの発育曲線………………	平野慎也	137

索引………………………………………	157
編集後記…………………………………	161

◎レシピページの見方

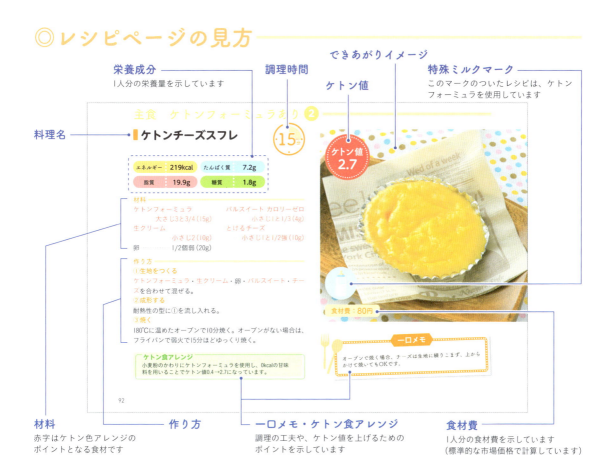

乳児期から成人期の方まで幅広く活用できるレシピが満載

　本書には、ケトンフォーミュラを用いた料理とケトンフォーミュラを用いない料理のレシピをたくさん掲載しています。

　ケトンフォーミュラには、MCT（P.6参照）が多く含まれており、ケトン体産生にとても有効です。ケトンフォーミュラを飲むのが苦手な子どもでも、料理に利用することで、ケトンフォーミュラを摂取しやすくなります。成人期でケトンフォーミュラを使えない患者さんでも、ケトンフォーミュラを用いないレシピを参考にしていただくことで、ケトン食療法を適切に実施することができます。

◎計量スプーン1杯の目安重量

食品	小さじ1 (5mL)	大さじ1 (15mL)	食品	小さじ1 (5mL)	大さじ1 (15mL)
水・だし	5g	15g	なたね油	4g	12g
酒	5g	15g	MCTオイル	5g	15g
酢	5g	15g	生クリーム	4g	15g
ケチャップ	5g	15g	バター	4g	12g
しょうゆ	6g	18g	ケトンフォーミュラ	1.3g	4g
みそ	6g	18g	おからパウダー	2g	6g
塩	6g	18g	ごま	3g	9g
パルスイート®カロリーゼロ	3g	9g	顆粒コンソメ	2.7g	8g
マヨネーズ	4g	12g	とけるチーズ	6g	18g

第1部

ケトン食の基礎知識

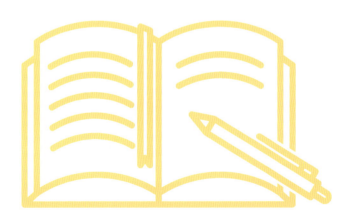

Chapter 1 ケトン食とは

A ケトン食と通常の食事の違い

　ケトン食とは、体内にケトン体を作るための食事です（図1）。従来実施されてきたケトン食の種類には、古典的ケトン食、修正アトキンズ食、MCTケトン食、低GI指数食があります。古典的ケトン食は最初に始められたやり方で、最初2日間の絶食後にケトン比（P.11）を3：1〜4：1に上げ、水分制限やカロリー制限を実施する厳密な方法です。たとえ有効であっても継続が困難な場合もあります。そのため種々の制限を緩和した以下の方法がでてきました。修正アトキンズ食は、炭水化物を10〜20gに制限する以外は水分、たんぱく質、カロリーの制限をしないやり方です。MCTケトン食は、摂取する脂質のうちの多くを、ケトン体を産生しやすい中鎖脂肪酸油（MCT）にする方法です。低GI（glysemic index）指数食は、摂取する炭水化物の多くを、血糖値があがりにくい、すなわちグリセミック指数が低いものにする手法です。本書で用いているケトン食は筆者らが独自に考案し用いている手法（P.4）です。詳細は他書に譲りますが、いずれの手法であっても、その目的（図1）は同じです。疾患によっては生涯ケトン食を継続しなければならない場合もあります。ケトン食を必要とする患者・家族が、体内にケトン体を作る食事とはどういうものかを理解して（図2、図3）、手法にとらわれず可能な限り食事を作る負担が少なく、それぞれの家庭で継続していける食事療法であるべきです。

ケトン食の目的

体内にケトン体を作る

ケトン体 ┤ β-ヒドロキシ酪酸
　　　　　　アセト酢酸
　　　　　　アセトン

図1　ケトン食の目的

エネルギーを作る栄養素である脂質、たんぱく質、糖質のうち、向ケトン物質（K）と反ケトン物質（AK）の比が2：1より大きくなると体内にケトン体が作られます

栄養素が作り出す（K）と（AK）の量

脂　　質：（K）90% ／（AK）10%
たんぱく質：（K）46% ／（AK）58%
糖　　質：（K）0% ／（AK）100%

→ （AK）を減らし（K）を増やすこと、つまり糖質を減らし脂肪の多い食事にすることでケトン体がつくられる

図2　ケトン体を作るには

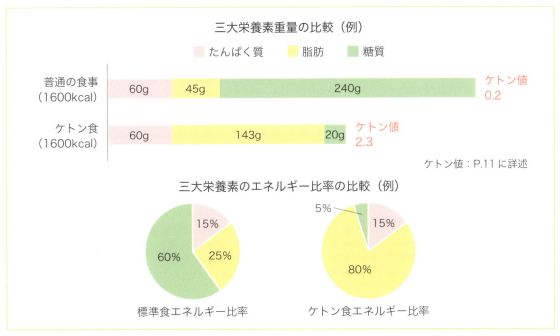

図3 普通の食事とケトン食の比較

B ケトン食を継続するコツ

筆者らはGLUT-1欠損症患者43例の保護者にアンケート調査を実施して、ケトン食の実施・継続が難しいと感じる理由について調べました（表1）。

表1 ケトン食の実施・継続が難しいと感じる理由

	ケトン食を作るのが大変 相関係数	p値	ケトン食を続けるのが大変 相関係数	p値
家族とおなじメニューが食べられない	0.69	< 0.0001*	0.67	< 0.0001*
バリエーションが増やせない	0.63	< 0.0001*	0.49	0.001*
調理に時間がかかる	0.59	< 0.0001*	0.58	< 0.0001*
外食ができない	0.55	< 0.0001*	0.62	< 0.0001*
食べられない食品が多い	0.39	0.009*	0.31	0.04*
ケトン比の計算が大変	0.35	0.03*	0.24	n.s
量が少ないので満足感が無い	0.12	n.s	0.36	0.018*
見た目が悪い	0.29	0.059	0.27	n.s
野菜の量に制限がある	0.29	0.061	0.24	n.s
野菜の種類に限りがある	0.23	n.s	0.19	n.s
災害時が心配	0.20	n.s	-0.01	n.s
子どもが食べるのを嫌がる	0.19	n.s	0.22	n.s
学校給食が食べられない	0.14	n.s	0.17	n.s
特殊食品が高い	0.08	n.s	0.18	n.s

*p < 0.05

この結果から、ケトン食をより実施・継続しやすくするためのポイントをまとめました。

ケトン食を実施・継続するためのポイント

①できるだけ家族と同じ料理を手軽にアレンジして，ケトン値を上げられるようにすること
②外食でケトン値を上げて食べる工夫ができるようにすること
③ケトン値を下げる料理はケトン値を上げられる料理とうまく組み合わせて，食べられる食品の幅を広げること
④食物繊維の豊富な野菜はできるだけ制限をせずに，ケトン値を上げる工夫をして食べられるようにすること
⑤細かい計算をせずに，適切なケトン値になる食品の目安量がわかるようになること

本書では、これらのことを踏まえた独自のケトン食療法（SEC法）を用い、実践しやすいケトン食レシピをたくさん掲載しています。食事療法は日々の食生活という営みの中で、長く継続していかなければなりません。ときに、医師に指示された通りのケトン食ができない日もあるでしょう。しかし、ケトン食は一度ケトン値の低い食事を摂ったからといって、すぐに不適応症状が出るというものではありません。うまく行かない日があっても、可能な範囲でケトン値を上げて、それぞれに合ったケトン食を医師・栄養士と相談しながら、模索し、継続していくことが大切です。

C SEC法ケトン食とは

本書で用いているケトン食は、既存のケトン食の手法によらず筆者らが大阪母子医療センターで独自に実施している方法で、SEC法（Simple, Easy and Customizable method）と呼んでいます。

SEC法では、患者個々の年齢・性別・体格から制限はせずに成長に必要なエネルギー量を設定し、医師の指示によるケトン値を暫定値として、目安となる食品構成を患者に指導します。その際、糖質含有量の多い食材を控え、脂質を多く摂取しますが、成長期においてはできるだけ栄養価の高いケトンフォーミュラ（明治817-B）を用い、効率よくケトン体を産生するMCTオイルを積極的に使用し、野菜やたんぱく源は成長に必要な量を十分に摂取できるように食品構成を組み立てます。さらにそれぞれの家族の食事内容をベースとして、ケトン値を上げていく方法を説明します。患者や家族には、煩雑なケトン値の計算を強いることなく、目安量で実施してもらいます。ケトン食導入後は定期的な栄養食事指導を継続し、実際に患者が摂取した食事内容を栄養士が確認して実施ケトン値を把握するとともに、血中ケトン体濃度、臨床症状から実施されているケトン食が適切かどうかを評価し、副作用や患者・家族の食事療法に対する負担感に配慮しながら個別に食事内容を調節します。つまり、簡便で（S：Simple、E：Easy）、患者・家族にあわせて個別に調整する（C：Customizable）ケトン食がSEC法です。

GLUT-1欠損症患者43例において、SEC法と既存の3つのケトン食（古典的ケトン食、MCTケトン食、修正アトキンズ食）とを比較したところ、SEC法は、既存の3手法と同等のケトン体産生量と神経症状改善効果が得られました。さらに、ケトン食療法における困りごとを点数化して比較した結果、SEC法の困りごとの点数は、既存の3手法より有意に低く、患者・家族のアドヒアランスを高めケトン食療法を実施・継続する方法として有用である可能性が認められました（図4）。

本書では、SEC法ケトン食で用いることのできるレシピをたくさん紹介しています。

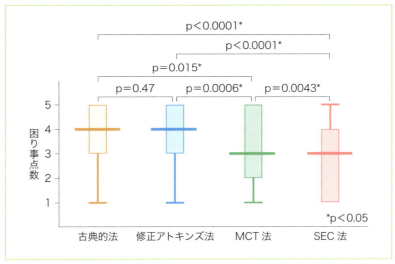

図4 ケトン食療法4手法の困りごと点数の比較（5段階評価）

〈参考〉
・西本裕紀子, ほか：独自のケトン食療法（SEC法）の有用性に関する研究—GLUT-1欠損症患者の保護者アンケートを用いた検討（第2報）—. 日臨栄学誌 2018；40：95-105.

Chapter 2 ケトン体を作る三大栄養素

A ケトン体産生の仕組み

　食事で摂取した脂質、糖質、たんぱく質がエネルギーとして利用される代謝を、図1に示します。

　食事摂取時は、糖質は脂質より優先してエネルギーとして利用されます。糖質がグルコースに分解されてエネルギーとして利用される際にはケトン体は産生されません。脂質は分解されて血中に入り各組織へ運ばれますが、糖質からのエネルギー量が不十分な場合に、脂肪酸となってエネルギーとして利用されます。この時、肝臓でケトン体が産生されて血中に放出され、筋肉や脳に運ばれ、それぞれの臓器で重要なエネルギー源となります。通常、食事で摂取する脂肪の大部分を占める長鎖脂肪酸油（LCT）は、遊離長鎖脂肪酸（LCFA）となってカルニチンと結合してアシルカルニチンとなり、ミトコンドリアに入りβ酸化を繰り返してアセチル-CoAを産生し、ケトン体を産生します。一方で中鎖脂肪酸油（MCT）は遊離中鎖脂肪酸（MCFA）となって直接門脈から肝臓に入りカルニチンと結合せずにすばやくβ酸化されるため、糖質の影響をほとんど受けずに、LCTよりもたくさんのケトン体を産生することができます。たんぱく質はアミノ酸に分解され、その一部がエネルギー源として利用されます。アミノ酸には多くの種類があり、ケトン体産生に利用されるもの（ケト原性アミノ酸）と、糖産生に利用されるもの（糖原性アミノ酸）があります。

　以上のように、ケトン体は脂肪酸と一部のアミノ酸によって産生され、糖質によって産生が抑制されます。しかし、私たちが日常摂取する食事では、1つの食材に様々な種類の脂肪酸やアミノ酸、糖質が含まれています。特定の食材だけを選択したり、除去したりするのではなく、可能な限り糖質を減らし、脂質を多く摂取できるように上手に食材を組み合わせて、ケトン体を作りやすい食事にすることが大切です。

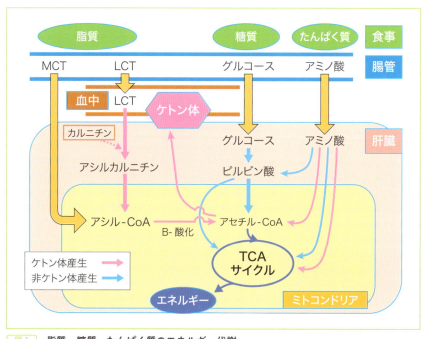

図1　脂質、糖質、たんぱく質のエネルギー代謝

B 脂肪酸の種類

　脂質とは、水に溶けず、有機溶媒に溶ける化合物のことで、脂肪酸、中性脂肪、コレステロールなどの総称です。脂質は、炭水化物、たんぱく質とならぶ三大栄養素のひとつで、体を動かすエネルギー源として働きます。また細胞膜やホルモンなどの材料としても使われます。

　私たちが食べ物から摂取する脂質のほとんどは脂肪酸で構成されています。脂肪酸には、炭素（C）が鎖のようにつながった構造があり、その鎖の長さやつながり方の違いによって、脂肪酸の種類や働きが変わります（図2）。

　ケトン食では、普通の食事と比べて非常に多く脂質を摂取するため、脂肪酸のバランスがとても重要となります。食べ物に含まれる脂質は、様々な脂肪酸が違った割合で含まれているため、なるべくよい脂質をとりながら、バランスよく摂取することが大切です。

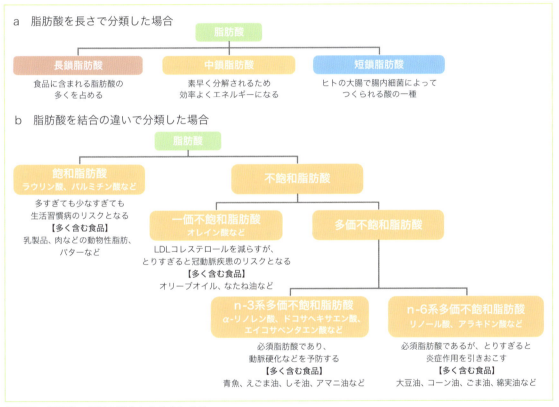

図2　脂肪酸の分類と働きと多く含む食品

C バランスよく脂質を摂取するコツ

①大量に調理油を使うときにはなたね油、オリーブオイルを使う

　飽和脂肪酸・n-6系多価不飽和脂肪酸が少ないなたね油、オリーブオイルを使うことで脂肪酸のバランスを整えることができます。

②えごま油・アマニ油・しそ油を適宜使う

　炎症を抑える働きのある、n-3系多価不飽和脂肪酸を多く含んでいます。なお熱により酸化しやすい性質があるので、加熱せずに食べる直前に料理にかける、ドレッシングの油として使うなどして摂取しましょう。

③青魚を積極的に食べる

　魚は糖質をほとんど含まず、中でも青魚（サンマ、サバ、ブリなど）は脂質を多く含んでいるため、ケトン食に向いている食材です。また魚の脂質は、炎症を抑える働きのあるn-3系多価不飽和脂肪酸を多く含んでいるため、積極的にとりましょう。

④MCTを積極的にとるように意識する

　MCTはケトン体を効率よく産生するため、MCTを多く含むMCTオイル、ケトンフォーミュラ、乳製品を欠かさずにとるようにしましょう。図3はMCTを含む食品の一例です。

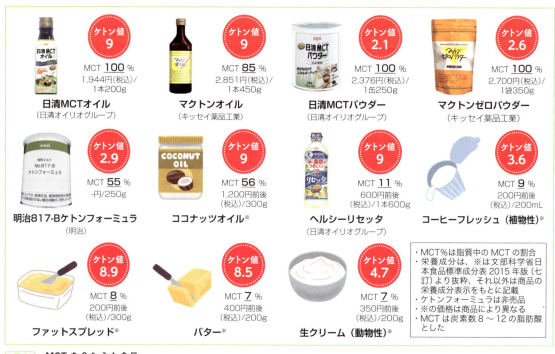

図3　MCTを含む主な食品

　市販にも脂質を多く含む食品が売られています。持ち運べるスティックタイプなので、給食や外食の際の補食としても利用できます（図4）。

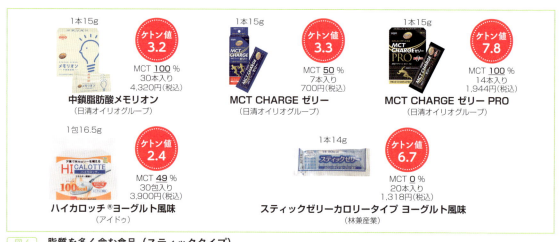

図4　脂質を多く含む食品（スティックタイプ）
MCT%は脂質中のMCTの割合

D 炭水化物と糖質について（制限が必要なものと不要なもの）

　炭水化物は脳や体を動かすためのエネルギー源として利用されます。ケトン食の食事療法では炭水化物を制限しないといけないと思われがちです。炭水化物にはエネルギーとして利用されるものとそうでないもの（0kcal）があり、ケトン食ではエネルギーとして利用される炭水化物を制限します。炭水化物というのは、「食物繊維」と「糖質」に分けられます。「食物繊維」は人の体では吸収されない、つまり〝エネルギーとして利用されない〟ので、ケトン食では制限する必要はありません。野菜などに含まれる炭水化物はおもに「食物繊維」なので、ケトン食でもいろいろな野菜が食べられます。「糖質」の中には、穀類に多く含まれるブドウ糖や、果物に多く含まれる果糖などの「単糖類」と、砂糖などに含まれるショ糖などの「二糖類」からなる「糖類」と、ごはんに多く含まれるデンプンなどの「多糖類」、キシリトールなど糖質系甘味料の「糖アルコール」があります。これらは、〝エネルギーとして利用される〟ので、ケトン食では摂取を控える必要があります（図5）。

　糖質を多く含む食材は、穀類、いも類、糖質を多く含む野菜、大豆を除く豆、乳製品、果物、調味料、菓子類・ジュース類など多岐にわたります。これらを極力控えた食事となるので、代替食品などをうまく利用しましょう。一方で、魚介類、肉類、大豆・大豆製品、卵、チーズ、油脂類、野菜、キノコ、海藻類は比較的糖質が少ないため、普段の料理で積極的に使用できます。ただし、大豆製品は少ない分類の中でも多少の糖質を含むので摂りすぎには注意しましょう（表1）。

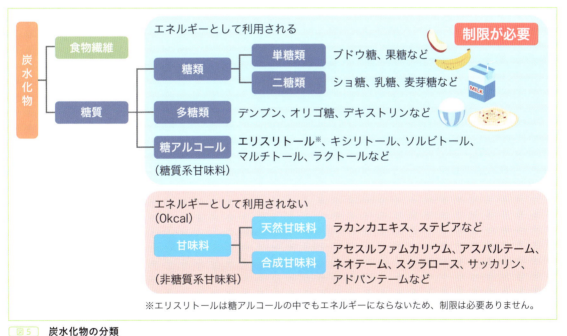

図5　炭水化物の分類

E 砂糖などのかわりに使える！　0kcalの甘味料

　ケトン食では糖質を控えた食事となるため、調味料でも砂糖やみりんなどが基本的に使えません。そこで砂糖やみりんの代用となるのが、0kcalの甘味料です（図6）。これらは、エネルギーとして利用されない糖質を主原料としているので、ケトン食に使用できます。反対に0kcalでない甘味料はケトン食では使用できないので、購入する際は栄養成分表示のエネルギーが0kcalとなっているかを確認しましょう（図7）。

市販の低糖質食品では、栄養成分表示の糖質量が、0kcalの甘味料の分を含んだ表示となっている場合があります。その食品でケトン値を計算するには、エネルギーとたんぱく質、脂質の量から、エネルギーとして利用される、つまりケトン値に影響する糖質の量を確認します。例えば栄養成分表示で「エネルギー84kcal、たんぱく質0.5g、脂質0.7g、糖質47g」と記載されている商品の場合、たんぱく質は4kcal/gなので0.5g×4kcal/g＝2kcal、脂質は9kcal/gなので0.7g×9kcal/g＝6.3kcalとなります。84kcalからこれらの数字を引いた残り（84kcal－2kcal－6.3kcal＝75.7kcal）が、糖質のエネルギー量です。糖質は4kcal/gなので、この製品のエネルギーになる糖質量は75.7kcal÷4kcal/g＝18.9gと考えます。なおケトン値に影響しない甘味料の一つであるエリスリトールを含む商品では、「エリスリトールを除いた糖質量」が記載されている場合があり、その糖質量がケトン値の計算に使用できます。

表1 糖質の多い食品と少ない食品

糖質の多い食品		
穀類	ごはん、粥、赤飯、もち、パン、ナン、うどん、そば、スパゲティ、とうもろこし、餃子の皮、春巻きの皮、春雨、ビーフン、フォー、オートミール、乾パン、クラッカー、コーンフレーク、小麦粉、上新粉、白玉粉、そば粉、パン粉、片栗粉、各種でんぷん、麩 など
いも・糖質の多い野菜、豆（大豆以外）	じゃがいも、さつまいも、里芋、山芋、長芋、レンコン、かぼちゃ、やつがしら、スイートコーン、ゆりね、くわい、くり、ぎんなん、グリーンピース、そらまめ、あずき など
牛乳・乳製品（チーズを除く）	牛乳、ヨーグルト、スキムミルク など
果物（アボカドを除く）	いちご、すいか、なし、びわ、すもも、メロン、もも、ラズベリー、グレープフルーツ、夏みかん、八朔、オレンジ、ぶんたん、ぽんかん、みかん、いよかん、れもん、きんかん、いちじく、柿、キウイフルーツ、さくらんぼ、パイナップル、ぶどう、ブルーベリー、マンゴー、プルーン、洋なし、ライチ、りんご、チェリー、バナナ、ドリアン など
調味料	ソース、ケチャップ、みそ、みりん、酒かす、メープルシロップ、はちみつ、砂糖、カレールウ、ハヤシルウ、市販ドレッシング、ジャム など

糖質の少ない食品	
魚介類	魚、貝類、いか、たこ、かに など
肉類	牛肉、豚肉、鶏肉、その他の肉、肉の加工品
大豆・大豆製品	豆腐、豆乳、油揚げ、きなこ、高野豆腐
卵、チーズ	卵、チーズ
油脂類	油、脂質の多い種実（胡麻・アーモンドなど）、バター、オリーブオイル、アボカド、豚ばら肉
野菜類・きのこ・海藻類	上記以外の野菜、しいたけ、しめじ、わかめ、ひじき など

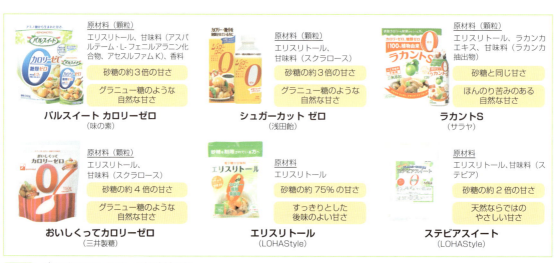

図6 市販されている0kcal甘味料の例

使用できる			使用できない		
3.0g（小さじ1）の標準栄養成分例			3.0g（小さじ1）の標準栄養成分例		
エネルギー	**0kcal**	炭水化物　　3.0g	**エネルギー**	**3.29kcal**	炭水化物　　2.24g
たんぱく質	0.012g	- 糖質　　　3.0g	たんぱく質	0.049g	- 糖質　　　2.16g
脂質	0g	- 糖類　　　0g	脂質	0g	- 糖類　　　0g
ナトリウム	0mg	- 食物繊維　0g	食塩相当量	0mg	- 食物繊維　0.073g

栄養成分表示でエネルギーが0kcalでないものは使用できません

図7　気を付けたい甘味料の例

F ケトン体産生量の算出法（ケトン比・ケトン指数・ケトン値）

　ケトン比（ketogenic ratio）、ケトン指数（ketogenic index）の算出式に用いられる「炭水化物」には、「糖質」と記載されているものもあれば、食物繊維を誤差の範囲として「炭水化物」に含めているものや、「炭水化物」と記載しているが、「糖質」表示のある場合には「糖質」で算出する、と記載しているものなどが、曖昧に混在しています。本書で用いているケトン値（ketogenic value）は、ケトン指数の「炭水化物」を、ほとんど消化吸収されずケトン体産生に影響しない食物繊維を除いた「糖質」のみで計算する方法です（図8）。本項では、ケトン比とケトン指数の「炭水化物」は、「糖質に食物繊維を含めた総量」として、ケトン比、ケトン指数、ケトン値の特性について解説します。

$$ケトン比 = \frac{脂肪(g)}{炭水化物(g) + たんぱく質(g)}$$

$$ケトン指数 = \frac{0.9 \times 脂肪(g) + 0.46 \times たんぱく質(g)}{炭水化物(g) + 0.1 \times 脂肪(g) + 0.58 \times たんぱく質(g)}$$

$$ケトン値 = \frac{0.9 \times 脂肪(g) + 0.46 \times たんぱく質(g)}{糖質(g) + 0.1 \times 脂肪(g) + 0.58 \times たんぱく質(g)}$$

図8　ケトン指数、ケトン比、ケトン値の計算式

　ケトン比は脂質と非脂質（たんぱく質＋炭水化物）の重量比で、ケトン指数はWoodyattの理論に基づいた向ケトン物質（K）と反ケトン物質（AK）の重量比です。どちらも食事のケトン体産生量を評価するために用いますが、大きな違いは、たんぱく質の捉え方です。実際には、たんぱく質には、ケトン体産生に働くケト原性アミノ酸と糖産生に働く糖原性アミノ酸があります。ケトン指数はそれを反映させた計算式になっていますが、ケトン比ではケト原性アミノ酸については考慮されていません。そのため、食事に含まれるたんぱく質量によって、ケトン指数とケトン比ではケトン体産生量の評価が異なってきます。では、どのくらいのたんぱく質量で差が出るのかを調べてみたところ、筆者らの研究では、たんぱく質のエネルギー比率が13%E以上になれば、ケトン比はケトン指数よりも値が有意に低くなることがわかりました（図9）。

　例えば、1,800kcalの食事でエネルギー比率が（たんぱく質：脂質：炭水化物）＝（15%E：80%E：5%E）の場合に、ケトン指数の算出式では2.3になり、ケトン比の算出式では1.8になります。日本人の

食事摂取基準で示されているたんぱく質のエネルギー比率は13〜20%Eです。つまり、標準量のたんぱく質を摂取した場合に、ケトン比の算出式ではケトン体産生量を過少に評価してしまうことになります。また、ケトン指数と「炭水化物（糖質＋食物繊維）」を「糖質」に置き替えて算出するケトン値（ketogenic value）では、食物繊維摂取量が12.4g以上になると、ケトン指数はケトン値よりも値が有意に低くなりました（図10）。

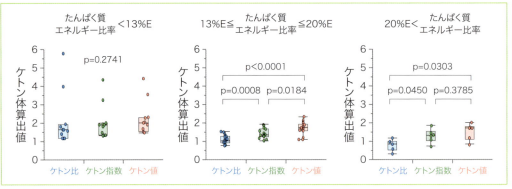

図9　たんぱく質エネルギー比率で分類したケトン体算出法別算出値の比較
　ケトン食を実施しているGLUT-1欠損症患者35例の食事のたんぱく質エネルギー比率を基準に、3つのケトン体算出式（ケトン比、ケトン指数、ケトン値）で算出した値を比較した。

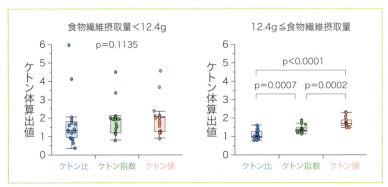

図10　食物繊維摂取量で分類したケトン体算出法別の算出値の比較
　ケトン食を実施しているGLUT-1欠損症患者35例の食事の食物繊維摂取量中央値12.4g/日を基準に2群に分類して3つのケトン体算出式（ケトン比、ケトン指数、ケトン値）で算出した値を比較した。

　日本人の食事摂取基準では、9歳児の食物繊維摂取目標量が12g以上とされています。つまり、食事で適量の食物繊維を摂取する場合、ケトン体産生量を評価するには、食物繊維を含めた「炭水化物」ではなく、「糖質」で算出しなければ、ケトン体産生量を過少に評価してしまうことになります。
　食品を選択するときの目安には、ケトン比を用いた大まかな計算式が便利で十分ですが、栄養士や医師が患者の食事を評価する際には、それぞれの算出式の特性を踏まえた上でケトン体産生量を評価し、ケトン食の有効性を判断する必要があります。

〈参考〉
・西本裕紀子，ほか：ケトン食のケトン体算出法に関する研究―GLUT-1欠損症患者の保護者アンケートを用いた検討（第1報）―．日臨栄学誌 2018；40：88-94.

Chapter 3　発育にあわせたケトン食

A　乳汁としてのケトンフォーミュラ（明治 817-B）

①ケトンフォーミュラの特徴

　ケトンフォーミュラ（明治817-B）の成分表を表1に示します。組成の特徴としてたんぱく質は乳蛋白で15g（100g中）と、通常ミルク程度に含んでいます。脂質がLCT32.1％＋MCT39.7%で71.8％（通常18％）、炭水化物が8.8％（通常60％）と、脂質が極端に多いミルクです。ケトン食療法に欠かせない特殊ミルクですが、その使用に当たっては特性を十分理解しておく必要があります。

表1　ケトンフォーミュラの成分表（製品 100g 中）

成分	含有量	成分	含有量	成分	含有量
たんぱく質	15 g	ビタミンC	50 mg	カリウム	470 mg
脂質	71.8 g	ビタミンD	12.5 μg	リン	240 mg
炭水化物	8.8 g	ビタミンE	6 mgα-TE	塩素	320 mg
灰分	2.4 g	ビタミンK	30 μg	鉄	6 mg
水分	2 g	パントテン酸	2 mg	銅	350 μg
エネルギー	741 kcal	ナイアシン	6 mg	亜鉛	2.6 mg
ビタミンA	600 μgRE	葉酸	0.2 mg	ヨウ素	100 μg
ビタミンB$_1$	0.6 mg	カルシウム	350 mg	カルニチン	14.8 mg
ビタミンB$_2$	0.9 mg	マグネシウム	36 mg	セレン	6 μg
ビタミンB$_6$	0.3 mg	ナトリウム	165 mg	ビオチン	17.8 μg
ビタミンB$_{12}$	4 μg				

数値は 2018 年 10 月時点のもの

②乳汁の代わりに使用する際の注意点とモニター

　2018年に特殊ミルク中にカルニチン、セレン、ビオチンの添加が可能となりました。ケトンフォーミュラにはカルニチン、ビオチンの添加が始まっています。2018年10月時点での含有量を表1に示しています。成分から表2に示すような栄養的な注意点があります（モニターや注意すべき事象はP.140 表3参照）。セレンは2017年、カルニチンは2018年に測定の保険診療が認められ、モニターが一般診療として可能となりました。栄養療法として適切かどうかは成長曲線を用いて身長、体重、頭囲の評価をすることや、爪や皮膚の状態を観察することなどで行い、できるだけ不足の栄養素を作らないことが望まれます。

③不足栄養素の補充方法、離乳食を適切な時期に開始する必要性

　ケトンフォーミュラだけでは不足する栄養素を補うため、また一般に離乳食の開始が遅れると、その後経口での食事の摂取が難しくなることから、ケトンフォーミュラを使いつつ、離乳食（ケトン食）はできるだけ普通に開始するように食事療法を進めていくことが大事です。

表2 ケトン食療法の副作用とその原因

副作用	原因
血液検査上の異常 　　低カルシウム血症 　　高コレステロール血症 　　低カルニチン血症 　　ビタミンB$_{1,2,6,12}$、C、D、葉酸欠乏	吸収されない脂肪酸とCaが結合しCaの吸収障害が起こる 高脂肪食による 高脂肪食による 野菜摂取不足による
胃腸障害 脱水	高脂肪食による
低血糖 肝機能障害	低糖質、カルニチン血症による
心合併症	セレン欠乏により二次的に起こる
急性膵炎	高脂血症による
腎結石（3〜7%）	カルシウム結石：尿の酸性化＋高カルシウム症による 尿酸結石：高尿酸血症による
成長障害	成長に必要な栄養摂取量の不足による

Column 1

特殊ミルクの制度とケトン食を実施する上での利用法

　ケトン食実施の強い味方として、ケトンフォーミュラ（明治817-B）があります。大半（エネルギー構成比で約85%）が脂質でそのうち約半分がMCTで、体内で非常にケトンを産生しやすい組成になっています。先天代謝異常症治療用ミルクとして国内で開発され、現在登録ミルクとしては20歳未満のグルコーストランスポーター1欠損症（GLUT-1欠損症）とピルビン酸脱水素酵素複合体欠損症（PDHC欠損症）の2疾患に限って、主治医が申請を行うことで使用できます（表）。ケトンフォーミュラを利用する場合、母乳やミルクを主栄養とする乳児や経管栄養のみの児においては、ケトンフォーミュラのみでケトン値が3程度となり手軽にケトン食実施が可能ですが、ビタミン類の補充は必須です。ケトンフォーミュラは料理にも利用でき、メニューの幅が大きく広がります。年長児でも補食として単体を飲用して、ケトン値を上げることもできます。成人期でケトンフォーミュラを使用できない場合、特に小児期にケトン食を開始して成人期にも継続する場合には、MCT食品を有効利用してケトンフォーミュラなしでケトン食を継続する工夫が必要です。詳しくは成人期のレシピを参照してください。

表 疾患ごとのケトンフォーミュラの利用

	先天代謝異常症 （GLUT-1 欠損症、PDHC 欠損症）	一般の難治てんかん
ケトンフォーミュラの供給形態	登録ミルク	登録外ミルク
小児慢性特定疾患（ミルク公費負担）	あり	なし
ミルクの費用負担（20 歳まで）	ミルク会社の一部負担＋公費負担	ミルク会社の全額負担
ミルクの費用負担（20 歳以上）	ミルク会社の全額負担	ミルク会社の全額負担

（柳原恵子：てんかん医療における人道的支援. Epiltpsy 2016；21：21-26より改変）

B 病院におけるケトン食の導入

　大阪母子医療センターでは入院でケトン食の導入を行っています。担当医が目標ケトン値を設定し、栄養士が代謝測定から必要摂取エネルギー量を計算します。ケトン値1から開始し、5日ほどでケトン値3まであげて、血液検査（4日目、8日目、15日目）、尿検査（連日）でケトン体誘導を確認します（表3）。

　L-カルニチン30 mg/kg/日、パンビタン®0.03～0.05 g/kg/日、ビオチン0.03～0.05 mg/kg/日は全例内服併用。尿酸上昇（尿酸＞7 mg/dL）があれば、ウラリット®を尿pH6.0～6.5を目標に内服します。

　外泊を経て2週間ほどで退院することができます。退院後は、面倒な重量計量は行いません。栄養士が自宅での食事メニューを確認、おおよその食事中ケトン値を計算し、食事内容の変更点をフィードバックします。こまめな栄養指導が必要になりますが、継続しやすいようになっています。

表3　入院でのケトン食導入スケジュール

外来		■ケトン食導入決定 ・栄養指導（初回） 　ケトン食の説明
入院～ケトン食開始前		・身体計測（身長・体重） ・長時間ビデオ脳波 ・血液検査、尿検査* ・腹部エコー、腹部X線検査 ・心電図、胸部X線検査 ・骨密度 ・エネルギー代謝測定、呼吸商測定
ケトン食	1日目	ケトン値1
	2～3日目	
	4日目	・血液検査、尿検査* ・身体計測（身長・体重）　2
	5～7日目	
	8日目	・血液検査、尿検査* ・身体計測（身長・体重） ・エネルギー代謝、呼吸商測定
	9～14日目	3
	15日目	・血液検査、尿検査* ・身体計測（身長・体重）・長時間ビデオ脳波 ■外泊決定 ・栄養指導（外泊前） 　在宅でのケトン食指導
外泊		■帰院後 ・血液検査、尿検査* ・身体計測（身長・体重） ・栄養指導（外泊後） 　外泊中の食事確認
退院		■退院決定 ・栄養指導（退院前） 　在宅でのケトン食指導

＊血液一般、生化学一般（尿酸、CK、T-cho、LDL、HDL、TG、血糖、プレアルブミン）、血中ケトン体、静脈ガス

C ケトン体のチェック法

ケトン食開始後その効果判定、効果維持のために血液・尿中のケトン体濃度をモニタリングすることが必要です。ここでは、医療機関での血中ケトン体検査の見方と家庭でのケトン体チェック法について述べます。

①医療機関での血液検査の見方

ケトン体とはアセト酢酸（ACA）、β-ヒドロキシ酪酸（BHB）およびアセトンを総称したものです。血液検査結果表には総ケトン体、ACAとBHBが記載されています。アセトンは揮発性で呼気に排出されやすいためACAとBHBの和を総ケトン体としています。アセトンとともにACAも不安定な物質であるため、血中ケトン体の評価は比較的安定しているBHBを用いて行っています。てんかん患者においては、BHBを2〜4 mmol/L（=4,000 μmol/L）以上に保つように調整しています[1]。GLUT-1欠損症患者では、それより低いケトン体値で効果がある場合もあり、必ずしも4 mmol/L以上にする必要はありません。

②家庭でできるケトン体チェック法

検尿テープを用いた尿中ケトン体の測定は、簡便で毎日家庭でも実施することができます（図1）。尿中ケトン体は、（3+）〜（4+）になることを目安としています[2]。ただ、検尿テープは主に尿中ACAを反映しており、血中BHBと必ずしも相関するわけではありません。最近では自己検査用ケトン体測定器があり、指先からの少量の血液で血中BHBを直接測定できるようになりその有用性が報告されています[3]（図2）。

ここに示したいずれの方法もメリット・デメリットがありますので、実際にどのケトン体チェック方法が適切なのかは主治医とよく相談して決めていく必要があります。

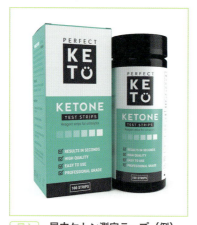

図1　尿中ケトン測定テープ（例）
Ketone Testing Strips（米 Perfect Keto 社）
実勢価格 $7.99

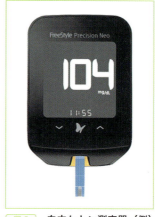

図2　血中ケトン測定器（例）
フリースタイルプレシジョンネオ
（アボットジャパン）
メーカー希望小売価格 13,500 円
※電極は別売

〈文献〉
1) Huttenlocher PR: Ketonemia and seizures; metabolic and anticonvulsant effects of two ketogenic diets in childhood epilepsy. Pediatr Res. 1976; 10: 536-540.
2) Gilbert DL, et al: The ketogenic diet: seizure control correlates better with serum beta-hydroxybutyrate than with urine ketones. J Child Neurol. 2000; 15: 787-790.
3) van Delft R, et al: Blood beta-hydroxybutyrate correlates better with seizure reduction due to ketogenic diet than do ketones in the urine. Seizure. 2010; 19: 36-39.

Chapter 4 ケトン食に適応のある疾患

　ケトン食は、疾患により作用機序や治療継続期間などが異なります。脳や体に十分なエネルギーを作ることができない先天性代謝異常症のうち、グルコーストランスポーター1（GLUT-1）欠損症とピルビン酸脱水素酵素複合体（PDHC）欠損症の2疾患と、一般の難治性てんかんにおけるケトン食についての以下に述べます。また、ケトン食が試されているその他の疾患についても触れていきます。

A グルコーストランスポーター1（GLUT-1）欠損症

　先天代謝異常症の一つに、グルコーストランスポーター1欠損症（GLUT-1欠損症, GLUT-1DS）という疾患があります。患者の血糖値は正常ですが、膜で包まれ保護された脳へ血液からうまくグルコース（糖）を取り込めず、慢性的に脳のエネルギー不足がおこる疾患です。症状の多くは知的障害、てんかん、失調（ふらつき）です。通常のてんかん治療以外に、根本的には脳に対して不足分のエネルギーを継続して補充する治療が必要であり、それがケトン食です（図1）。脳周囲にある血液脳関門という膜に存在する、グルコーストランスポーター1（GLUT-1）タンパクがうまく働かず、脳内にはグルコースが通常の約半分しか取り込めません。脳は非常に多くのエネルギーを必要とする臓器で、脂質もエネルギー源として利用できます。血液から脳へ脂質を取り込むタンパクはうまく働いているため、食事を脂質中心に変更して脳へ脂質としてエネルギーを補給する治療です。乳児期早期に発症することが多く、早期に診断してケトン食を継続できると予後は良好であり、抗てんかん薬も不要となり、精神発達も良好で、ふらつきも目立たなくなります。本症におけるケトン食の目的は脳へのエネルギー補給であり、通常の難治性てんかんとは大きく異なります。そのため、中断することなく脳へエネルギーを長期に補充し続けることが非常に重要です。一般の難治性てんかんとGLUT-1欠損症におけるケトン食の違いを表1に示しました。

B ピルビン酸脱水素酵素複合体（PDHC）欠損症

　グルコースがエネルギーとして使用できない疾患で、ケトン食が有効な代謝疾患として、代表的なグ

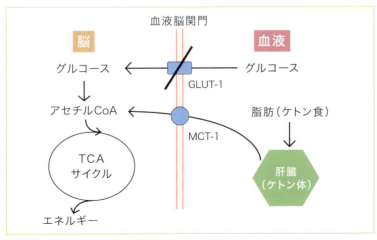

図1　**GLUT-1 欠損症におけるケトン食の有効性**
GLUT-1：グルコーストランスポーター1、MCT-1：モノカルボン酸トランスポーター1

17

表1　GLUT-1欠損症と一般の難治性てんかんの違い

	GLUT-1欠損症	一般の難治性てんかん
疾患頻度	希少疾患	比較的多い
ケトンミルクの使用目的	脳へのエネルギー補給	ケトンの抗てんかん作用
必要ケトン値	あまり高くなくても有効例あり	高いケトン値が必要
導入時期	診断後早期導入が望ましい	どの年齢からでも導入可能
継続	生涯の継続が必要？	減量中止もありうる
中断時	おそらく悪化は必須	他の治療への移行が可能
他治療（内服、外科）の選択	可能（併用）	可能（併用、移行）

（柳原恵子：てんかん医療における人道的支援．Epilepsy 2016；21：21-26）

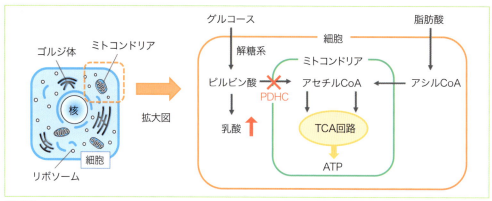

図2　PDHC欠損症による症状発生のメカニズム

ルコーストランスポーター1欠損症（GLUT-1欠損症）の次にあげられるのが、ミトコンドリア病の1つ、ピルビン酸脱水素酵素複合体（pyruvate dehydrogenase complex：PDHC）欠損症です。PHDCはミトコンドリア内に存在し、解糖系でグルコースから産生されたピルビン酸をアセチルCoAに変換し、エネルギーを産生します。しかし、PDHC欠損症ではグルコースが代謝できないため、アセチルCoAの減少によりエネルギー産生が低下し、その過程で代謝されないピルビン酸の増加による、乳酸の蓄積をもたらします（図2）。それにより、特に中枢神経と筋においてエネルギー不足と、乳酸アシドーシスにより細胞障害を引き起こす疾患です。新生児型は非常に重症で時に致死的ですが、乳幼児型でも精神運動発達遅滞と難治性てんかん、低緊張など、さまざまな症状を呈します。この疾患の治療としてはビタミン（特にB_1）の大量投与に加え、PDHCを介さずにエネルギーを産生できる高ケトン食、高脂肪食が有効とされています。糖質の摂取を控え、ケトン値は2：1から4：1とし、脂質でのエネルギーを少なくとも65％以上にすることが推奨されています。このことはミトコンドリア機能の改善や抗酸化作用による全身状態の改善と、難治性てんかんにも効果があるとされています。脳のケトン体の利用効率は、乳児期は成人の4倍以上とされているため、脳の発達途中である10歳代までは、ケトン食を継続することが勧められています。

C 難治性てんかん

　てんかん患者が断食中に発作が減少することは昔からいわれていました。1921年Wilderらが、そのことをヒントに研究を行いケトン食がてんかんに有効であると報告しました。その後、抗てんかん薬の開発により、ケトン食療法を行うことはほとんどなくなりましたが、1997年の映画'First, do no harm'（邦題「誤診」）を契機に、再びケトン食療法に注目が集まるようになりました。

ケトン食療法の抗てんかん作用についてはわかっていません。ケトン食の低炭水化物食により、体内にケトン体が増加し、ケトーシスの状態になります。そのケトン体により脳の神経興奮性伝達物質であるグルタミン酸からグルタミンへ変換が促進され、そのグルタミンが神経細胞内でグルタミン酸を経てさらに神経抑制性伝達物質GABAに変換されるとの仮説が報告されています。それ以外に、ケトン体がグルタミン酸トランスポーターに働いてグルタミン酸の放出が抑制される仮説やケトン体がGABAの分解酵素発現を抑制する事で脳内のGABA濃度が上がるという仮説、などがあります。

　ケトン食療法は難治性てんかんの約20％に効果があるとの報告があります。効果は、開始1か月以内に認めることが多いですが、2～3か月後より効果があることもあります。そのため、副作用がなければ、3か月程度継続してからの効果判定が望まれます。

　有効例では、効果は持続的に認めることが多いです。食事療法に効果があれば、主治医と相談のうえ、抗てんかん薬の減量・中止を試みてもよいでしょう。2、3年はケトン食療法を継続しますが、いつまで継続するかについての決まった期間はありません。食事療法の効果と副作用・日常生活の支障を考えて、個々で決めていく必要があります。

　適応：全般発作、部分発作のすべての発作型に適応があります。その中でも有効であるてんかん・神経疾患があります（表2）。

　禁忌：ケトン食は脂肪中心の食事になるので、脂肪が十分に利用できない代謝性疾患の中には、ケトン食療法がむしろ状態を悪化させる疾患があります（表3）。禁忌の疾患でないか、開始前に主治医に確認してもらいましょう。

D　そのほかの疾患とケトン食

　今まであげられた以外にもケトン食が有効と報告されている疾患はあり、代表的な疾患としてがんがあります。ここではケトン食ががんに効果があるとされる理由をお話しし、次にケトン食が試されているその他の疾患をご紹介します。

　酸素が豊富な環境では、正常細胞は効率の良い回路（ミトコンドリア酸化的リン酸化）を使用してエネルギー（ATP）を生成し、酸素が乏しい状態では効率の悪い回路（解糖の嫌気性経路）に切り替えます。しかし、多くのタイプのがん細胞では、酸素が豊富な環境でも効率の悪い解糖系を介してエネル

表2　ケトン食療法が有効と考えられるてんかん・神経疾患

有効性が高い	点頭てんかん（West 症候群 , infantile spasms）
	Dravet 症候群（乳児重症ミオクロニーてんかん）
	Doose 症候群（ミオクロニー脱力発作てんかん）
有効性がある	グルコーストランスポーター 1 欠損症（GLUT-1DS）
	ピルビン酸デヒドロゲナーゼ（PDHC）欠損症
	結節性硬化症
	Rett 症候群
	Angelman 症候群
有効である可能性がある	一部のミトコンドリア脳筋症、呼吸鎖異常症、Alpers 病
	糖原病Ⅲ型（Cori 病）、Ⅴ型（McArdle 病）、Ⅶ型（垂井病）
	ラフォラ病
	非ケトン性高グリシン血症

（今井克美：てんかん食〈ケトン食療法等〉. 日本てんかん学会：難治てんかんの治療指針. 診断と治療社, 2017:199-202より改変）

表3 ケトン食が禁忌・適応外の疾患

絶対的禁忌	カルニチン・パルミトイルトランスフェラーゼ（CPT）I or II 欠損症
	カルニチン・トランスロカーゼ欠損症
	β-酸化障害 　中鎖アシルデヒドロゲナーゼ欠損症（MCAD） 　長鎖アシルデヒドロゲナーゼ欠損症（LCAD） 　短鎖アシルデヒドロゲナーゼ欠損症（SCAD） 　長鎖3-ハイドロキシアシル-CoA欠損症 　中鎖3-ハイドロキシアシル-CoA欠損症
	ピルビン酸カルボキシラーゼ欠損症
	ポルフィリア

（今井克美：てんかん食〈ケトン食療法等〉．日本てんかん学会：難治てんかんの治療指針．診断と治療社，2017:199-202）

表4 ケトン食が試されている疾患

がん	脳腫瘍、消化器がん、乳がんなど
認知症	アルツハイマー病、パーキンソン病、血管型認知症
神経疾患	神経疾患筋萎縮性側索硬化症、多発性硬化症、片頭痛、小児交互性片麻痺
その他	自閉症スペクトラム障害、ミトコンドリア病

ギーを生成することによって生存し、増殖することがわかっています。このため正常細胞と比べて数倍ものグルコースを取り込んで消費しています。

　また、正常な細胞、特に神経細胞とは異なり、多くのがん細胞は、様々な遺伝的およびミトコンドリアの欠陥のためにケトンを効果的に利用することができず、グルコースを主要なエネルギー源として使用しなければなりません。さらにケトン体はいくつかのがん細胞に対して抗がん作用を持つとも言われています。

　がん細胞が生存するために必要なグルコースを枯渇させること、がん細胞に対して抗がん作用を持ちエネルギーとして利用しにくいケトン体を提供すること、主にこの2つのアプローチにより、ケトン食はがんに対する治療の選択肢となりえます。

　実際の進行がんに対する臨床研究で、ケトン食単独では、がんのコントロールが不良であることが報告されています。海外ではがんに対してケトン食を導入する研究がいくつか報告されていますが、国内での報告は非常に少なく、今後ケトン食を治療法としてどのような位置づけとするかについては症例の蓄積が必要です。

　がん以外にもケトン食が有効とされる疾患は存在しており、認知症に対しても認知機能の改善に有効であると報告されています。認知症の原因となるアルツハイマー病やパーキンソン病に対して、ケトン体による神経保護作用や抗炎症作用が認知機能の改善に寄与していると考えられています。認知症以外にも様々な疾患でケトン食は試されています（表4）。このようにケトン食はてんかんだけでなく、がんや認知症などの身近な病気に対しても有効である可能性があります。

〈参考〉
・Kass HR, et al：Use of dietary therapies amongst patients with GLUT1 deficiency syndrome．Seizure 2016；35：83-87.
・Sofou K, et al：Ketogenic diet in pyruvate dehydrogenase complex deficiency：short- and long-term outcomes．J Inherit Metab Dis 2017；40：237-245.
・Yudkoff M et al. :Ketosis and brain handling of glutamate, glutamine and GABA. Epilepsia 2008; 49 Suppl8: 73-75.
・Juge N et al. :Metabolic control of vesicular glutamate transport and release. Neuron 2010; 68: 99-112.
・Suzuki Y et al. β-hydroxybutyrate alters GABA-tansaminase activity in cultured astrocytes. Btain Res 2009; 1268: 17-23
・下野九里子：てんかん．藤井達哉：ケトン食の基礎から実践まで．診断と治療社，2011: 74-90.
・Woolf EC, Scheck AC: The ketogenic diet for the treatment of malignant glioma. J Lipid Res 2015; 56: 5-10.
・Gatenby RA, Gillies RJ: Why do cancers have high aerobic glycolysis? Nat Rev Cancer 2004; 4: 891-899.
・Schmidt M, et al: Effects of a ketogenic diet on the quality of life in 16 patients with advanced cancer: A pilot trial. Nutr Metab 2011; 8: 54.
・Verrotti A, et al: Ketogenic diet and childhood neurological disorders other than epilepsy: an overview. Expert Rev Neuroother 2017; 17: 461-473.

Chapter 5 ケトン食をいつまで継続するか

　ケトン食療法が有効な場合は約90％が1か月以内に効果が現れるといわれており、最低3か月は継続し効果判定を行う事が多いです。

　難治性てんかんに対するケトン食療法の継続期間については、効果があれば最低2年は継続することが推奨されています。主治医と相談して、ケトン食実施中に抗てんかん薬を減量中止することもできるでしょう。GLUT-1欠損症などの先天性代謝異常症を基礎疾患にもつ場合は、長期に継続することになります。一生涯、あるいは成人期までと、意見は一致していませんが、少なくとも脳に多くのエネルギーが必要な青年期までは、しっかり継続する必要があります。また、中止に際しては、有効時は発作増悪のリスクがあるため、急な中止ではなく数週から数か月かけて徐々にケトン値を下げていくことが望ましいです。副作用出現時あるいは無効時は、いきなり止めても問題ありません。ケトン食中止後の経過に関しては、2007年のKossoffらの報告によると、6か月以上の発作消失後にケトン食を中止した66人（ケトン食継続期間0.5〜8年）のうち、発作が再発したのは13人（20％）で、そのうちの2人はケトン食再開で発作が消失し、そのほかの7人は薬物療法で再度発作が消失しています。

〈参考〉
・Martinez CC, et al：Discontinuing the ketogenic diet in seizure-free children：recurrence and risk factors. Epilepsia 2007；48：187-190.

第 2 部

継続できる
ケトン食レシピ

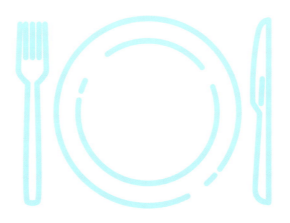

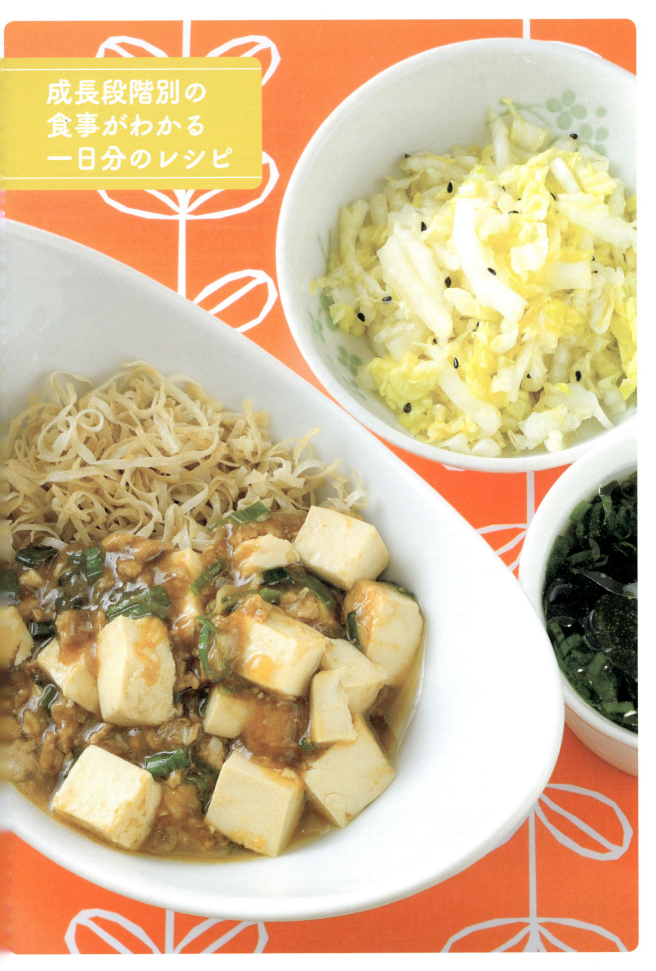

成長段階別の食事がわかる一日分のレシピ

離乳初期（5カ月頃〜）にとりたい！
1日のケトン食の食材とミルクの目安量

	1回食	
	普通食	**ケトン食**
	● エネルギー：600kcal ● たんぱく質：10g ● 脂質：30g ● 糖質：65g （ケトン値 0.5）	● エネルギー：650kcal ● たんぱく質：15g ● 脂質：60g ● 糖質：9g （ケトン値 2.5）
穀類 （米、パン、麺、もちなど）	五分粥 45g	✕ たべません
いも類	じゃがいも 10g	✕ たべません
くだもの類	りんご1切れ（20g）	りんご1/2切れ（10g）
砂糖類	砂糖、みりん、ジャムなど 小さじ1/3〜1（1〜3g）	0kcal の甘味料を適量
油脂類	バター小さじ1/2（2g）	油・バター・生クリーム・ マヨネーズ・MCT オイルなど 小さじ 2.5（10g）
肉類・魚類	〔一日にどれか一つ〕 煮つぶし白身魚 15g	〔一日にどれか 2 つ〕 煮つぶし白身魚 15g
たまご類・ 大豆・大豆製品	卵黄 7.5g　　つぶした豆腐	卵黄 7.5g　　つぶした豆腐 20g
ミルク・乳製品	ミルク 600mL　　ヨーグルト 大さじ1（15g）	ケトンフォーミュラ 100mL × 5 回（500mL）
野菜類	緑黄色 20 g　　淡色 20 g	緑黄色 10 g　　淡色 10 g かぼちゃ・れんこん・コーンなど糖質の多い食品を除く（P.10 参照）
きのこ・海藻類		
その他調味料	コンソメ少々　ケチャップなど（2g）	コンソメ少々　ケチャップ、 オオバコダイエット（とろみ付けに）など
菓子・嗜好飲料		

※母乳またはミルクの量はあくまで目安です　※0kcal甘味料やオオバコダイエットの使用量に制限はありません
※調味料の組み合わせの方法はそれぞれのメニューによって変更できます

離乳中期 （7ヵ月頃〜） にとりたい！
1日のケトン食の食材とミルクの目安量

	2回食	
	普通食	**ケトン食**
	● エネルギー：650kcal ● たんぱく質：20g ● 脂質：30g ● 糖質：75g　　ケトン値 0.4	● エネルギー：700kcal ● たんぱく質：20g ● 脂質：65g ● 糖質：9g　　ケトン値 2.5
穀類 （米、パン、麺、もちなど）	全粥 50〜80g × 2回　　パスタ 3g	✕ たべません
いも類	じゃがいも 15g	✕ たべません
くだもの類	りんご1切れ（20g） バナナ果肉 1/5本（20g）	りんご 1/2切れ（10g）
砂糖類	砂糖、みりん、ジャムなど 薄味にしておいしく味付け	0kcal の甘味料を適量
油脂類	油・バター・生クリーム・ マヨネーズなど 小さじ2（8g）	油・バター・生クリーム・ マヨネーズ・MCTオイルなど 小さじ5（20g）
肉類・魚類	一日にどれか2つ 煮つぶし白身魚 15g　　ひき肉 15g	一日にどれか2つ 魚 20g　　ひき肉 20g
たまご類・ 大豆・大豆製品	卵黄1個〜全卵 1/3個（20g）　　豆腐 20〜30g	卵 1/2個（20〜25g）　　豆腐 20g または納豆 20g
ミルク・乳製品	ミルク 500〜800mL ヨーグルト 大さじ1（15g）　　スキムミルク 小さじ1（2g）	ケトンフォーミュラ 100mL × 4回（400mL） ケトンフォーミュラ（料理使用）5g　　ヨーグルト 大さじ1（15g）　　チーズ 5g
野菜類	緑黄色 20〜30g　　淡色 20〜30g	緑黄色 20〜30g　　淡色 20〜30g　　かぼちゃ・れんこん・コーンなど糖質の多い食品を除く（P.10参照）
きのこ・海藻類	のり等 少量	のり等 少量
その他調味料	しょうゆ・みそ・ケチャップ、 コンソメ など薄味にしておいしく味付け	コンソメ少々　ケチャップ、しょうゆ、 オオバコダイエット（とろみ付けに）など
菓子・嗜好飲料		

※母乳またはミルクの量はあくまで目安です　※0kcal甘味料やオオバコダイエットの使用量に制限はありません
※調味料の組み合わせの方法はそれぞれのメニューによって変更できます

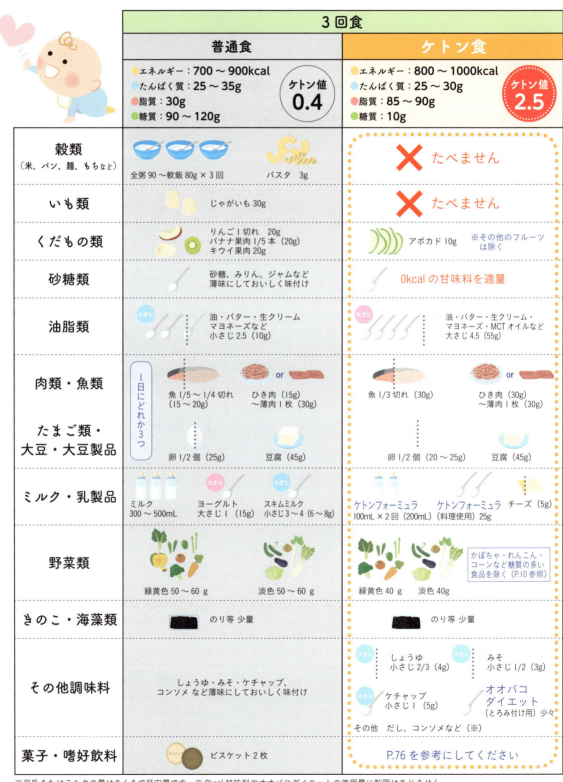

離乳前期　1日分の献立

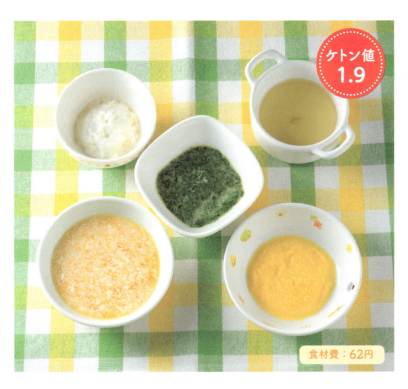

ケトン値 1.9

- 卵黄のマッシュ
- 豆腐のとろとろ煮
- 野菜だしのスープ
- ほうれん草ミルク煮
- りんごクリーム

エネルギー	127kcal
たんぱく質	3.3g
脂質	10.8g
糖質	3.0g

食材費：62円

ミルク

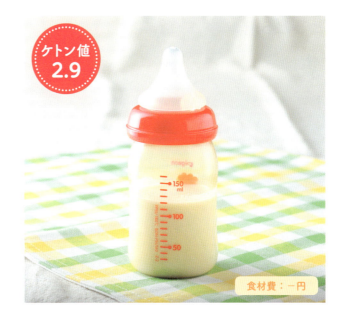

ケトン値 2.9

- ケトンフォーミュラ 500mL/日

エネルギー	519kcal
たんぱく質	10.5g
脂質	50.3g
糖質	6.0g

食材費：－円

1日分の

エネルギー	646kcal	たんぱく質	13.8g
脂質	61.1g	糖質	9.0g

ケトン値 2.7　食材費 62円

離乳前期 ❶

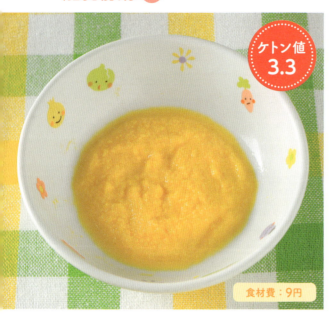

ケトン値 3.3

食材費：9円

卵黄のマッシュ

15分

エネルギー	34kcal	たんぱく質	1.2g
脂質	3.0g	糖質	0.0g

材料
卵黄（ゆで）……1/2個分（7.5g)
だし汁……………………5mL
MCTオイル……………1〜2滴（0.5g）

作り方
①ゆで卵の卵黄を取り出し、だし汁とMCTオイルを入れ滑らかになるまで伸ばす（だし汁は調整しながら入れる）。

> **ケトン食アレンジ**
> MCTオイルを加えることで、ケトン値2.9→3.3になっています。

―一口メモ―
固ゆで卵の作り方：水からゆで、沸騰したら中火でさらに15分ゆでる。

離乳前期 ❷

豆腐のとろとろ煮

20分

エネルギー	36kcal	たんぱく質	1.1g
脂質	3.1g	糖質	0.5g

材料
にんじん……………………3g
だし汁……大さじ1（15mL）
絹ごし豆腐……1/12丁（20g）
油………小さじ1/2強(2.5g)
オオバコダイエット………少々

作り方
①下ごしらえ
にんじんをつぶしやすい大きさに切る。
②加熱する
にんじんをやわらかくなるまで茹でる。
③仕上げる
茹でたにんじんをだし汁でのばしながらすりつぶす。豆腐・油を加えて軽くつぶす。オオバコダイエットを加えて軽く混ぜる。この時に粒が少し残っていたらすり鉢でペースト状になるまですりつぶす。

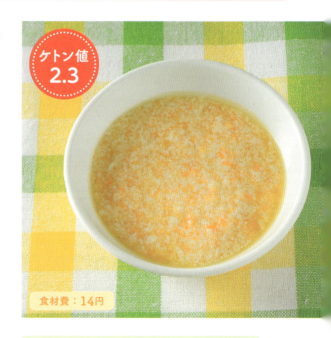

ケトン値 2.3

食材費：14円

> **ケトン食アレンジ**
> 片栗粉のかわりにオオバコダイエットでとろみをつけることで、ケトン値2.0→2.3になっています。

離乳前期 ❸

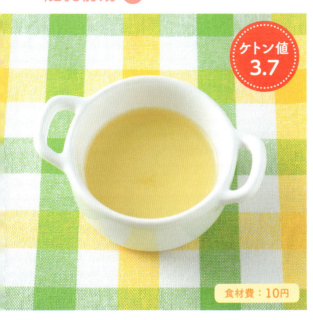

野菜だしのスープ

エネルギー	10kcal	たんぱく質	0.1g
脂質	1.0g	糖質	0.1g

材料
大根・にんじんの皮、キャベツの芯など ……30g
だし用かつお節 ……3g
MCTオイル ……小さじ1/5（1g）
水 ……1/2カップ（100mL）

作り方
①鍋に水を入れて沸騰させる。沸騰したらかつお節を入れてひと煮立ちさせる。
②かつお節を取り出して、野菜の切れ端を入れて中火程度で煮詰める（まとめて作る場合は20〜25分程度加熱する）。沸騰したら火をとめて、野菜が沈んだらキッチンペーパーでこす。
③器に盛り、MCTオイルを加える。

ケトン食アレンジ
MCTオイルを加えることで、ケトン値0.4→3.7になっています。

ケトン値 3.7

食材費：10円

一口メモ
まとめて作って冷凍保存も可能です。その場合はアクがでるのでこまめに除き、キッチンペーパーでこしてください。

離乳前期 ❹

ほうれん草ミルク煮

エネルギー	21kcal	たんぱく質	0.6g
脂質	1.9g	糖質	0.3g

材料
ほうれん草（葉先） ……3枚分程度（10g）
ケトンフォーミュラ ……小さじ1強（1.5g）
コンソメスープの素 ……少々
バター ……1g
水 ……大さじ1（15mL）

作り方
①下ごしらえする
ほうれん草を茹でて冷水に取り、水気を絞る。
②加熱する
耐熱容器に①とその他の材料を入れ、ラップをかけて電子レンジで20秒程度加熱する。
③すりばちなどでペースト状にする。

ケトン食アレンジ
牛乳や育児用ミルクのかわりにケトンフォーミュラを使用することで、ケトン値1.9→2.4になっています。

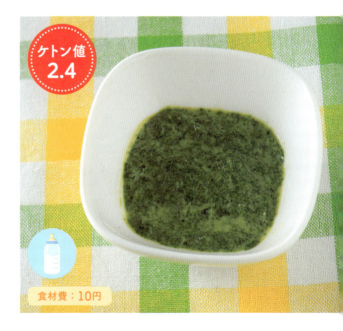

ケトン値 2.4

食材費：10円

離乳前期 ⑤

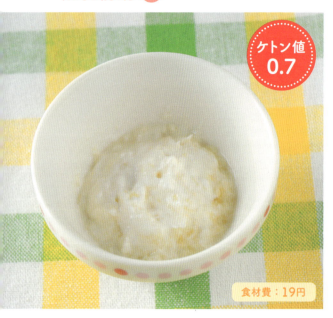

ケトン値 **0.7**

食材費：19円

りんごクリーム

エネルギー	26kcal	たんぱく質	0.3g
脂質	1.8g	糖質	2.1g

材料
りんご（果肉）
　　　　　大さじ1（10g）
パルスイート カロリーゼロ
　　　　　　　　少々
ホイップクリーム
　　　　　小さじ1（5g）

作り方
① 耐熱容器にすりつぶしたりんご、少量の水、パルスイートを入れてラップをかける。電子レンジで20秒加熱する。
② 粗熱が取れたらホイップクリームを入れて混ぜる。

> **ケトン食アレンジ**
> 砂糖のかわりに0kcalの甘味料を使うことで、ケトン値0.6→0.7になっています。

Column 2

これは使える！とろみ剤 サイリウムハスク

○サイリウムハスクとは？

"サイリウム"とはオオバコ科オオバコ属の多年草で、その種皮がサイリウムハスクです（とろみ剤として使用しているものはサイリウムハスクを粉末状にした物です）。

○どんな特徴？

サイリウムハスクは食物繊維を豊富に含んでおり、保水性・膨張性に優れているため水を加えるとゲル状になることが特徴です。また、主成分が食物繊維のため、糖質をほとんど含んでいません。これらの特徴を生かして、ケトン食作成の際にかたくり粉やとろみ剤の代わりに使用することができます。

○とろみ剤として使う以外には、どのような使用方法があるの？

サイリウムハスクを用いてわらび餅を作ったり、つなぎとして使用することもできます。本レシピでもたくさん使用しているので使用方法などはレシピを参照ください。

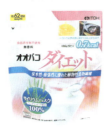

商品名：オオバコダイエット
価　格：税込約1,800円（編集部調べ）
販売元：井藤漢方製薬
栄養量：エネルギー 0.5kcal、たんぱく質 0.07g、
　　　　脂質 0.02g、糖質 0.008g、食物繊維 7.25g
原材料：プラニタゴ・オバタ種皮末

本レシピで使用したサイリウムハスク（オオバコダイエット）

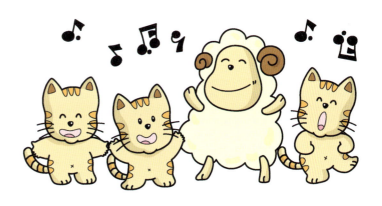

離乳中期 1日分の献立

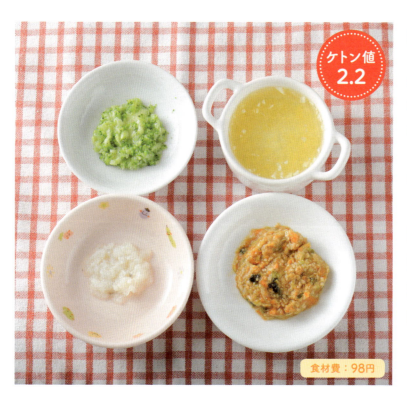

ケトン値 2.2

食材費：98円

1回目

- かれいバター煮
- 納豆炒め煮
- コンソメスープ（キャベツ）
- ブロッコリーのチーズ和え

エネルギー	130kcal
たんぱく質	5.2g
脂質	11.0g
糖質	1.5g

ミルク

- ケトンフォーミュラ 400mL/日

エネルギー	415kcal
たんぱく質	8.4g
脂質	40.2g
糖質	4.9g

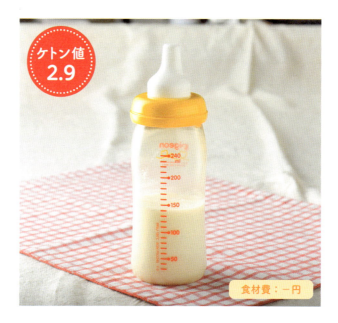

ケトン値 2.9

食材費：ー円

2回目

- チーズスクランブルエッグ
- 鶏肉のクリームスープ
- きゅうりマヨネーズ
- ヨーグルトクリーム

エネルギー	156kcal
たんぱく質	6.0g
脂質	13.3g
糖質	2.6g

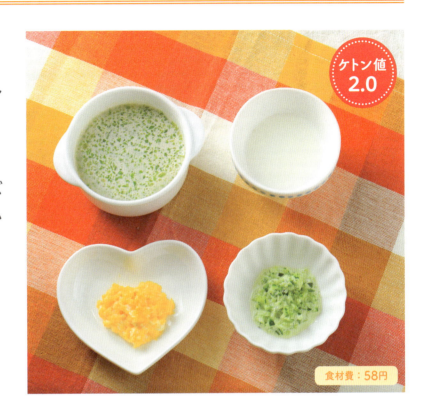

ケトン値 2.0

食材費：58円

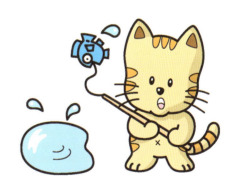

1日分の

| エネルギー | 701kcal | たんぱく質 | 19.6g |
| 脂質 | 64.5g | 糖質 | 9.0g |

ケトン値 2.5

食材費 156円

離乳中期・1回目 ①

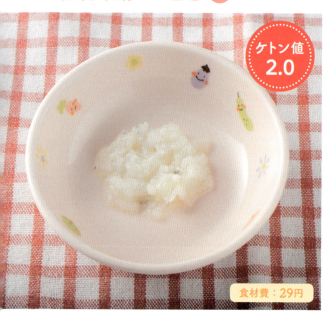

かれいバター煮

エネルギー	28kcal	たんぱく質	2.0g
脂質	2.2g	糖質	0.1g

材料
- まがれい……1/10切れ（10g）
- バター……小さじ1/2弱（2.5g）
- しょうゆ……少々

作り方
① 鍋に魚がひたひたになる程度の水とバター、しょうゆを入れてくたくたになるまでつぶしながら煮る。

ケトン値 2.0

食材費：29円

離乳中期・1回目 ②

納豆炒め煮

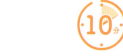

エネルギー	41kcal	たんぱく質	1.9g
脂質	3.0g	糖質	1.0g

材料
- 納豆……1/4パック（10g）
- 白菜（葉先）……5g
- にんじん……5g
- のり……少々
- 油……2g
- だし汁……大さじ1（15g）
- しょうゆ……少々

作り方
① 下ごしらえ
納豆を細かく刻む。（ひきわり納豆でも良い）、白菜・にんじんは茹でやすい大きさに切って茹でる。茹で上がったらみじん切りにする。のりは細かく刻んでおく。
② 加熱する
鍋に油を熱し、白菜、にんじんを入れて炒め、ひたひたになる程度のだし汁を加え、納豆を入れてひと煮立ちさせる。煮立ったらしょうゆ（または添付の納豆たれ）、のりを加える。

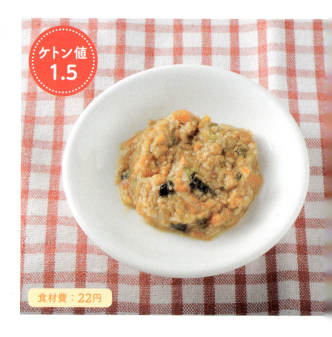

ケトン値 1.5

食材費：22円

離乳中期・1回目 ③

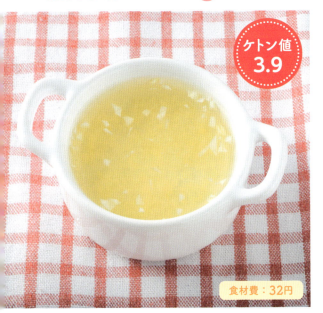

ケトン値 3.9

食材費：32円

■ コンソメスープ（キャベツ） 10分

エネルギー	29kcal	たんぱく質	0.2g
脂質	3.0g	糖質	0.3g

材料
キャベツ……………… 5g
だし汁 …… 大さじ4（60mL）
しょうゆ……………… 少々
MCTオイル
…………… 小さじ1/2強（3g）

作り方
①下ごしらえする
キャベツをみじん切りにする。
②加熱する
鍋にだし汁、しょうゆを入れてキャベツをつぶしながらくたくたになるまで煮る。
③仕上げる
MCTオイルを加える。

ケトン食アレンジ
MCTオイルを加えることで、ケトン値0.3→3.9になっています。

離乳中期・1回目 ④

■ ブロッコリーのチーズ和え 10分

エネルギー	32kcal	たんぱく質	1.1g
脂質	2.8g	糖質	0.1g

材料
ブロッコリー……… 10g
油 ……… 小さじ1/2（2g）
とけるチーズ
………… 小さじ1/2（3g）

作り方
①下ごしらえする
ブロッコリーを小房に分けて洗う。耐熱容器に入れてラップをかけ、電子レンジで1〜1.5分加熱し、小さく刻む。
②加熱する
鍋に油を熱し、ブロッコリーを少し炒め、少量の水を加えてくたくたになるまで煮る。
③仕上げる
チーズを加えて火をとめる（とろみが必要な場合は最後にオオバコダイエットを適量程度加える）。

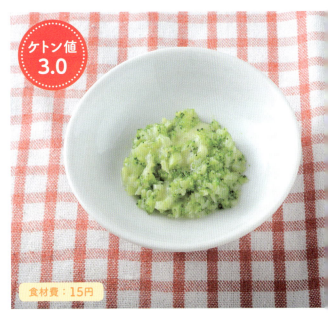

ケトン値 3.0

食材費：15円

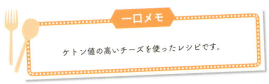

一口メモ
ケトン値の高いチーズを使ったレシピです。

離乳中期・2回目 ①

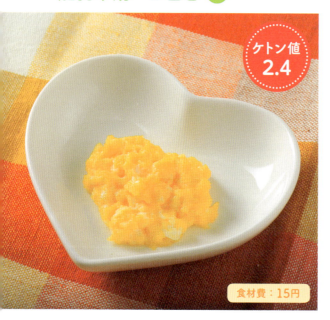

ケトン値 2.4

食材費：15円

チーズスクランブルエッグ 5分

エネルギー	44kcal	たんぱく質	2.3g
脂質	3.7g	糖質	0.1g

材料
卵 …………… 15g
バター ………… 2g
とけるチーズ
　………… 小さじ1/3 (2g)

作り方
①フライパンにバターをとかし、といた卵とチーズを入れかき混ぜながらスクランブルにする。

一口メモ
ケトン値の高いチーズを使ったレシピです。

離乳中期・2回目 ②

鶏肉のクリームスープ 15分

エネルギー	73kcal	たんぱく質	2.8g
脂質	6.2g	糖質	1.2g

材料
鶏ひき肉 …………… 10g
白菜（葉先）………… 10g
油 …………………… 0.3g
A［ケトンフォーミュラ
　　　大さじ1強 (5g)
　　ホイップクリーム … 3g
コンソメスープの素
　…………………… 少々
塩 …………………… 少々
こしょう …………… 少々
水 ……… 大さじ4 (60mL)

作り方
①下ごしらえする
白菜はみじん切りにする。
②加熱する
鍋に油を熱し鶏ひき肉、はくさいを炒める。
③仕上げる
水・Aを加え、くたくたになるまで煮る。

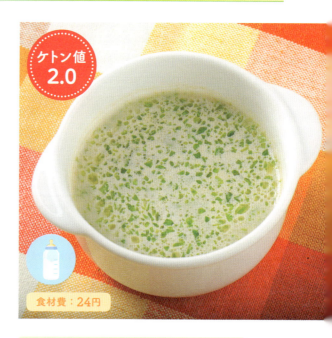

ケトン値 2.0

食材費：24円

ケトン食アレンジ
牛乳や育児用ミルクのかわりにケトンフォーミュラを使用することで、ケトン値1.4→2.0になっています。

離乳中期・2回目 ③

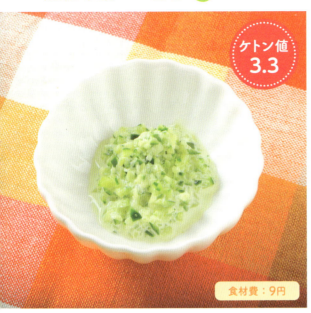

ケトン値 3.3

食材費：9円

きゅうりマヨネーズ

5分

エネルギー	22kcal	たんぱく質	0.2g
脂質	2.2g	糖質	0.3g

材料
きゅうり……………15g　マヨネーズ
　　　　　　　　　………小さじ2/3（3g）

作り方
①下ごしらえする
きゅうりを水洗いし、みじん切りにする。
②仕上げる
①の水気をしっかり絞り、マヨネーズと和える。

― 一口メモ ―
ケトン値の高いマヨネーズを使ったレシピです。

離乳中期・2回目 ④

ヨーグルトクリーム

5分

エネルギー	17kcal	たんぱく質	0.7g
脂質	1.2g	糖質	1.0g

材料
ヨーグルト　　　　　パルスイート カロリーゼロ
　……………大さじ1（15g）　　　　　　　　…………少々
ホイップクリーム………2g

作り方
①材料をすべて混ぜる。

― ケトン食アレンジ ―
砂糖のかわりに0kcalの甘味料を使用することで、ケトン値0.7→0.9になっています。

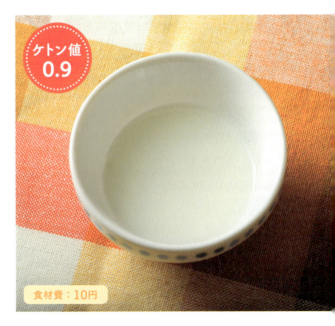

ケトン値 0.9

食材費：10円

― 一口メモ ―
MCTオイルを2g（小さじ1/2）入れると、ケトン値2.1まで上がります。

離乳後期／完了期 1日分の献立

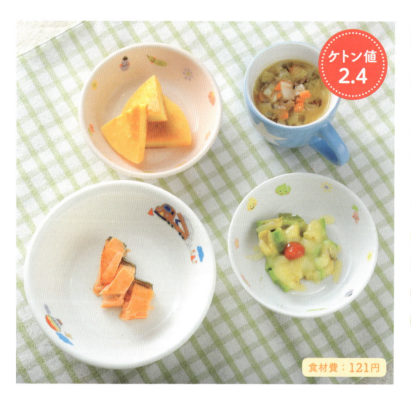

朝食

- ケトンパン 1/2 枚（P.92）
- さけのバター焼き
- 鶏ミンチの中華スープ
- アボカドチーズ

ケトン値 2.4

エネルギー	236kcal
たんぱく質	8.2g
脂質	20.9g
糖質	2.5g

食材費：121円

昼食

- ケトンパン 1/2 枚（P.92）
- ハンバーグ
- すまし汁（ほうれん草）
- さやいんげんのミルク煮

エネルギー	297kcal
たんぱく質	7.1g
脂質	27.3g
糖質	3.8g

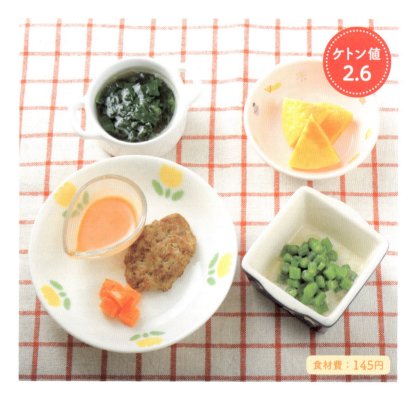

ケトン値 2.6

食材費：145円

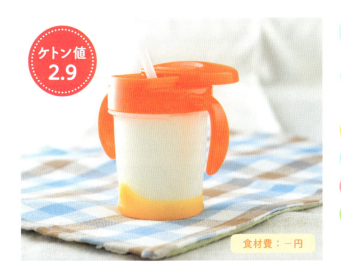

ミルク

- ケトンフォーミュラ 200mL/日

エネルギー	208kcal
たんぱく質	4.2g
脂質	20.1g
糖質	2.5g

ケトン値 2.9

食材費：一円

夕食

- ケトンパン 1/2 枚（P.92）
- さわらの煮つけ
- みそ汁（オクラ）
- 小松菜と高野豆腐の煮浸し

エネルギー	245.7kcal
たんぱく質	8.1g
脂質	22.1g
糖質	2.2g

ケトン値 2.6

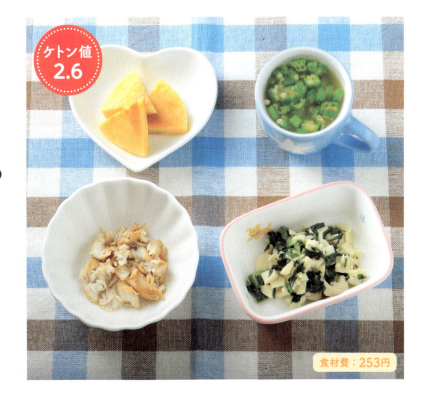

食材費：253円

1日分の

エネルギー	986kcal	たんぱく質	27.6g
脂質	90.3g	糖質	11.0g

ケトン値 2.6

食材費 519円

離乳後期／完了期・朝食 ①

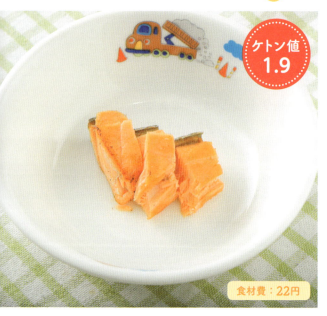

■ さけのバター焼き 5分

エネルギー	42kcal	たんぱく質	3.0g
脂質	3.1g	糖質	0.1g

材料
さけ ……… 1/4切れ (15g)　　しょうゆ ……… 少々
バター ……… 1.5g

作り方
① 加熱する
フライパンにバターを溶かし、さけを焼く。
② 仕上げる
①にしょうゆを加える。

ケトン値 1.9

食材費：22円

離乳後期／完了期・朝食 ②

■ 鶏ミンチの中華スープ 10分

エネルギー	70kcal	たんぱく質	2.0g
脂質	6.3g	糖質	0.8g

材料
鶏ひき肉 ……… 10g　A［中華スープの素 ……… 少々
にんじん ……… 5g　　　水 ……… カップ1/5 (40mL)
キャベツ ……… 10g　MCTオイル
油 ……… 0.1g　　　　　　　　　　小さじ1 (5g)

作り方
① 下ごしらえする
にんじん・キャベツを5mm角に切る。
② 煮る
鍋に油を熱し、ひき肉を炒める。軽く火が通ったらにんじん・キャベツを加える。にんじんに火が通ったらAを加えて煮る。
③ 仕上げる
器に盛り、MCTオイルを加える。

ケトン食アレンジ
最後にMCTオイルを加えることで、ケトン値1.0→2.5になっています。

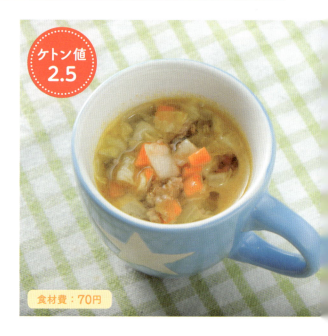

ケトン値 2.5

食材費：70円

離乳後期／完了期・朝食 ❸

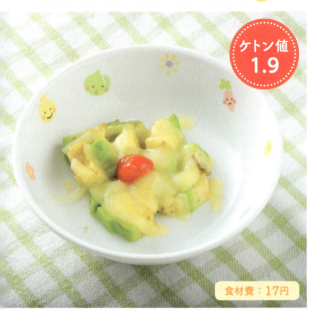

ケトン値 1.9

食材費：17円

■ アボカドチーズ

 5分

エネルギー	38kcal	たんぱく質	1.4g
脂質	3.2g	糖質	0.7g

材料
アボカド ……… 1cmスライス2切れ分 (10g)
とけるチーズ ……… 小さじ1弱 (5g)
ケチャップ ……… 小さじ1/2弱 (2g)

作り方
① 下ごしらえする
アボカドを一口大に切る。
② 加熱する
耐熱皿にアボカド、チーズの順に乗せ、ラップをかけて電子レンジで約15秒加熱する。
③ 仕上げる
②にケチャップをかける。

> **一口メモ**
> ケトン値の高いアボカドとチーズを使ったレシピです。

離乳後期／完了期・昼食 ❶

■ ハンバーグ

20分

エネルギー	158kcal	たんぱく質	3.9g
脂質	14.4g	糖質	1.9g

材料
玉ねぎ ……… 5g
油 ……… 1.5g
A［あいびき肉 ……… 16g
　卵 ……… 5g
　ケトンフォーミュラ ……… 小さじ1/4 (1.5g)］
油 ……… 小さじ1弱 (3g)

【ソース】
ケチャップ ……… 小さじ1/2弱 (3g)
マヨネーズ ……… 小さじ1強 (5g)
【付け合わせ】
にんじん ……… 8g
バター ……… 小さじ1/2 (2g)

作り方
① 下ごしらえ
玉ねぎはみじん切りにして油 (1.5g) で炒めて取り出し、冷ましておく。付け合わせのにんじんは皮をむき、大き目のさいの目切りにする。
② 肉だねをつくる
ボウルに①の玉ねぎとAを入れて練り、スプーンで小判形にまとめる。
③ 焼く
フライパンに油 (3g) を熱し、②を入れて焼く。焼き色がついたら裏返し、ふたをして7〜10分程度焼く。空いているスペースでバターをひき、にんじんをソテーする。

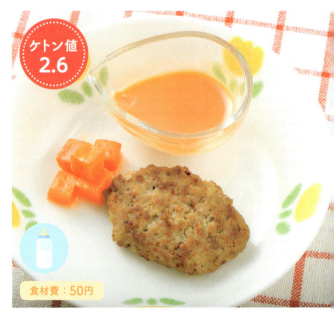

ケトン値 2.6

食材費：50円

④ 仕上げる
③を器に盛り、ケチャップとマヨネーズを混ぜたオーロラソースをかける。

> **ケトン食アレンジ**
> ハンバーグのつなぎに、パン粉のかわりにケトンフォーミュラを使うことで、ケトン値2.1→2.6になっています。

離乳後期／完了期・昼食 ②

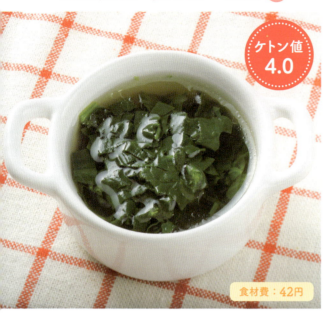

ケトン値 4.0

食材費：42円

すまし汁（ほうれん草）

 10分

エネルギー	31kcal	たんぱく質	0.6g
脂質	3.0g	糖質	0.1g

材料
ほうれん草 ……… 15g　　しょうゆ ……… 少々
だし汁　　　　　　　　　MCTオイル
　……1/4カップ (50mL)　　…… 小さじ1弱 (3g)

作り方
①下ごしらえ
ほうれん草は茹でて冷水にとり、水気を絞って一口大に切る。
②加熱する
鍋にだし汁、しょうゆを入れてひと煮立ちさせ、①を入れる。
③仕上げる
器に盛り、MCTオイルを加える。

> **ケトン食アレンジ**
> 最後にMCTオイルを加えることで、ケトン値0.7→4.0になっています。

離乳後期／完了期・昼食 ③

さやいんげんの ミルク煮

10分

エネルギー	22kcal	たんぱく質	0.8g
脂質	1.6g	糖質	0.9g

材料
さやいんげん ……… 15g　　塩 ……………… 少々
油 ………………… 0.1g　　ケトンフォーミュラ
コンソメスープの素　　　　　…… 大さじ1/2 (2g)
　………………… 少々　　MCTオイル
　　　　　　　　　　　　　…… 小さじ1/4弱 (1.5g)

作り方
①下ごしらえする
さやいんげんは筋を除き、少量の塩を加えて茹でて、細かく切る。
②加熱する
鍋に油を熱し、①を炒める。油が回ったら、少量の水（約15mL）、コンソメスープの素、塩を加えて煮る。
さやいんげんが軟らかくなったらケトンフォーミュラを加え、軽くかき混ぜ火をとめる。
③仕上げる
器に盛り、MCTオイルをかける。

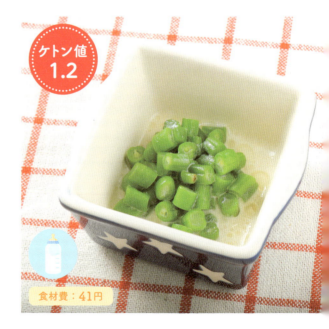

ケトン値 1.2

食材費：41円

> **ケトン食アレンジ**
> 牛乳や育児用ミルクのかわりにケトンフォーミュラを使用し、最後にMCTオイルをかけることで、ケトン値0.6→1.2になっています。

44

離乳後期／完了期・夕食 ❶

さわらの煮つけ

⏱ 10分

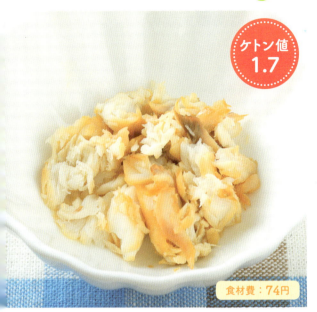

ケトン値 1.7

食材費：74円

エネルギー	55kcal	たんぱく質	4.2g
脂質	3.9g	糖質	0.3g

材料
- さわら ……… 1/4切れ(20g)
- A
  - しょうゆ …… 小さじ1/2(2g)
  - パルスイート カロリーゼロ …… 少々
  - しょうが絞り汁 …… 少々
  - だし汁 …… 大さじ2(30mL)
- MCTオイル …… 小さじ1/2(2g)

作り方
①下ごしらえ
さわらを流水でさっとすすぎ、水気をふく。
②加熱する
鍋にだし汁を入れ、ひと煮立ちさせAを入れて煮汁を作り、煮立てる。弱火〜中火にし、さわらを入れて落としぶたをして煮込み、ほぐす。
③仕上げる
器に盛り、MCTオイルをかける。

ケトン食アレンジ
砂糖のかわりに0kcalの甘味料を使用し、最後にMCTオイルをかけることで、ケトン値1.6→1.7になっています。

離乳後期／完了期・夕食 ❷

みそ汁（オクラ）

⏱ 15分

エネルギー	65kcal	たんぱく質	0.8g
脂質	6.2g	糖質	0.8g

材料
- オクラ ……… 15g
- だし汁 ……… 1/4カップ(50mL)
- みそ ……… 小さじ1/2(3g)
- MCTオイル ……… 小さじ1強(6g)

作り方
①下ごしらえする
オクラは茹で、細かく切る。
②加熱する
鍋にだし汁を入れてひと煮立ちさせ、①を加えて、みそを溶き入れて火をとめる。
③仕上げる
器に盛り、MCTオイルを加える。

ケトン食アレンジ
最後にMCTオイルを加えることで、ケトン値0.4→3.2になっています。

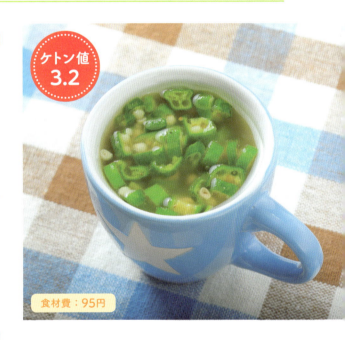

ケトン値 3.2

食材費：95円

離乳後期／完了期・夕食 ❸

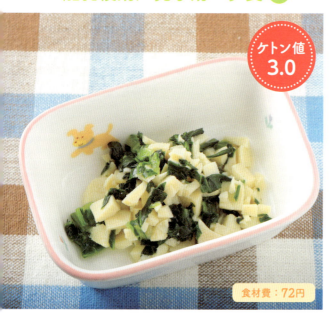

ケトン値 **3.0**

食材費：72円

小松菜と高野豆腐の煮浸し

エネルギー	40kcal	たんぱく質	1.3g
脂質	3.7g	糖質	0.2g

材料
- 小松菜 …………… 10g
- 高野豆腐 … 小1かけら (2g)
- だし汁 …… 1/4カップ (50g)
- しょうゆ …………… 1g
- パルスイート カロリーゼロ …………… 少々
- MCTオイル …………… 小さじ1/2 (3g)

作り方
①下ごしらえする
小松菜を軟らかくなるまで茹で、細かく切る。高野豆腐は戻して、水気を絞り細かく切る。
②加熱する
だし汁を煮立ててしょうゆ・パルスイートを加え、①を入れて煮含める。
③仕上げる
器に盛り、MCTオイルをかける。

> **ケトン食アレンジ**
> 砂糖のかわりに0kcalの甘味料を使用し、最後にMCTオイルをかけることで、ケトン値1.2→3.0になっています。

幼児期にとりたい！
1日のケトン食の食材の目安量

	普通食	幼児前期（2〜3歳）ケトン食（前期）	幼児後期（4〜5歳）ケトン食（後期）
	● エネルギー：1040〜1300kcal ● たんぱく質：40〜50g ● 脂質：30〜40g ● 糖質：155〜180g ケトン値 0.3	● エネルギー：1300kcal ● たんぱく質：35g ● 脂質：125g ● 糖質：20g ケトン値 2.5	● エネルギー：1500kcal ● たんぱく質：40g ● 脂質：140g ● 糖質：20g ケトン値 2.5
穀類 （米、パン、麺、もちなど）	ごはん2杯〜3.5杯 （1食ごはん目安80〜100g）	✕ たべません	※ケトンパン・低糖質パンなどを食べます
いも類	じゃがいも2切れ （中1/3個）（35g）	✕ たべません	
くだもの類	バナナ1/2本（50g）	レモン果汁など　ごく少量	
砂糖類	砂糖・みりん・ジャムなど 小さじ3（9g）	0kcalの甘味料を適量	
油脂類	油・バター・マーガリン・マヨネーズなど 小さじ2強（10g）	油・バター・生クリーム・マヨネーズ・MCTオイルなど 大さじ9〜10（100〜120g）　ナッツ類 小さじ1.5（4.5g）　ベーコンなど多脂性食品（5〜10g）	
肉類	薄肉1〜2枚（20〜40g）	薄肉2枚（40g）	
魚類	魚1/2〜2/3切れ（30〜60g）	魚1/3切れ（30g）	
たまご類	卵1/2個（20〜25g）	卵1個（50g）	卵2個（100g）
大豆・大豆製品	豆腐1/6丁（50g）	豆腐1/10丁（20〜30g）	
ミルク・乳製品	牛乳コップ1杯（150mL）　ヨーグルト1個	ケトンフォーミュラ 45g　or　アーモンドミルク 500mL（P.61参照） チーズ1/2枚（10g）　チーズ1枚（20g）	
野菜類	緑黄色100〜150g　淡色100〜150g	緑黄色70g　淡色70g	かぼちゃ・れんこん・コーンなど糖質の多い食品を除く（P.10参照）
きのこ・海藻類	好きなだけたべられます	好きなだけたべられます	
その他調味料	しょうゆ・みそ・ケチャップ、コンソメなどおいしく味付け	しょうゆ 小さじ1杯（6g）　みそ 小さじ1/2杯（3g） コンソメ 小さじ1/2杯（1.4g）　オオバコダイエット（とろみ付け用）少々 その他　だし、ケチャップ・酒など	
菓子・嗜好飲料	150〜200kcalくらい	P.76を参考にしてください	

※ 0kcal甘味料やオオバコダイエットの使用量に制限はありません　※調味料の組み合わせの方法はそれぞれのメニューによって変更できます

幼児前期 １日分の献立

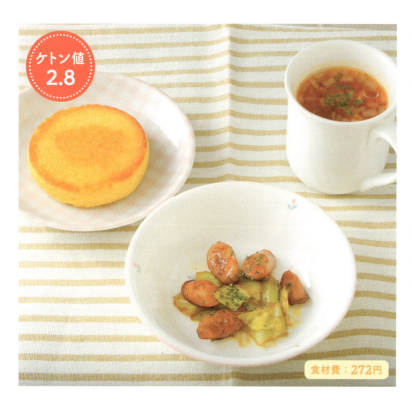

朝食

ケトン値 2.8

- おからホットケーキ（P.99）
- キャベツとソーセージのカレーソテー
- ミネストローネ

エネルギー	376kcal
たんぱく質	8.1g
脂質	35g
糖質	4.5g

食材費：272円

昼食

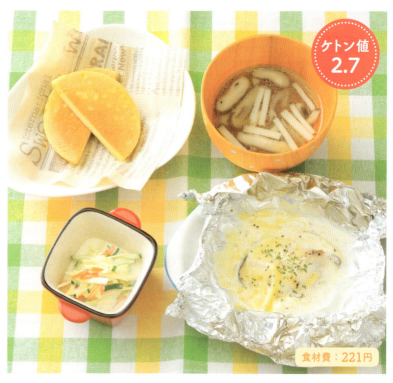

ケトン値 2.7

- ケトンパン（P.92）
- 白身魚のチーズホイル焼き
- コンソメスープ（エリンギ、しいたけ、玉ねぎ）
- コールスローサラダ

エネルギー	408kcal
たんぱく質	11.9g
脂質	37.9g
糖質	4g

食材費：221円

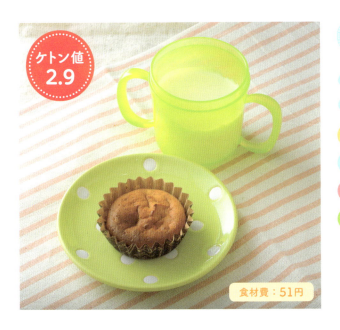

ケトン値 2.9

おやつ

- マドレーヌ（P.115）
- 0kcal飲料（P.79）

エネルギー	148kcal
たんぱく質	3.6g
脂質	14.1g
糖質	1.5g

食材費：51円

夕食

- ケトンパン（P.92）
- 蒸し鶏 ごましょうゆだれ
- みそ汁（豆腐・のり）
- ちんげん菜の ナッツあえ

エネルギー	381kcal
たんぱく質	10.9g
脂質	34.9g
糖質	4g

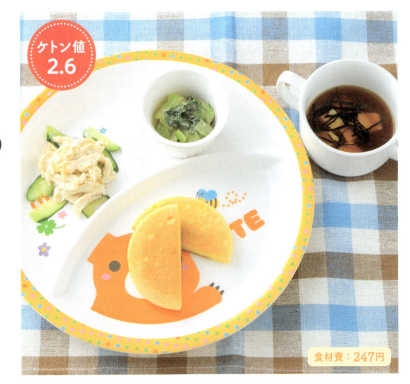

ケトン値 2.6

食材費：247円

1日分の

エネルギー	1,313kcal	たんぱく質	34.5g
脂質	121.9g	糖質	14.0g

ケトン値 2.7

食材費 791円

幼児前期・朝食 ①

キャベツとソーセージのカレーソテー

⏱10分

エネルギー	84kcal	たんぱく質	2.6g
脂質	7.6g	糖質	1.1g

ケトン値 2.4

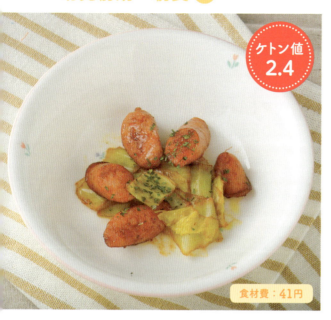

食材費：41円

材料
ソーセージ……1本（18g）
キャベツ……1/4枚（15g）
バター……小さじ3/4（3g）
カレー粉……少々
塩……少々
こしょう……少々
パセリ……少々

作り方
①下ごしらえする
ソーセージは斜め切りにする。キャベツはざく切りにする。
②加熱する
フライパンにバターを入れて火にかけ、バターの香りがたったらソーセージを入れて軽く炒める。キャベツを加えて炒め、キャベツがしんなりしたら、カレー粉・塩・こしょうを加える。
③仕上げる
器に盛り、パセリをふりかける。

> **ケトン食アレンジ**
> バターを通常の3倍にすることで、ケトン値が2.1→2.4になっています。

幼児前期・朝食 ②

ミネストローネ

⏱10分

エネルギー	93kcal	たんぱく質	0.7g
脂質	9.0g	糖質	2.1g

材料
ベーコン……2g
にんじん……7g
玉ねぎ……10g
油……0.1g

A ┤
トマト缶……大さじ1強（20g）
コンソメスープの素……小さじ1/5強（0.7g）
水……1/4カップ（50g）

バジル（乾）……少々
MCTオイル……小さじ2弱（8g）

作り方
①下ごしらえする
ベーコンは1cm幅に切る。にんじん・玉ねぎは5mm角に切る。
②煮る
鍋に油・ベーコンを入れて火にかけ、ベーコンから脂ができてたらにんじん・玉ねぎを加えて炒める。玉ねぎが透き通ってきたらAを加えて煮る。バジルを加えて火をとめる。
③仕上げる
器に盛り、MCTオイルを加える。

ケトン値 2.5

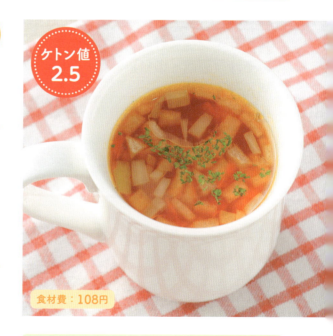

食材費：108円

> **ケトン食アレンジ**
> 最後にMCTオイルを加えることで、ケトン値が0.5→2.5になっています。

幼児前期・昼食 ❶

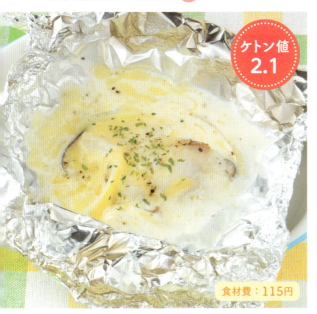

ケトン値 2.1

食材費：115円

■ 白身魚のチーズホイル焼き ⏱10分

エネルギー	124kcal	たんぱく質	7.2g
脂質	9.9g	糖質	0.7g

材料
- 玉ねぎ……3g
- 白身魚……1/3切れ(27g)
- バター……1g
- コンソメスープの素……少々
- ワイン……小さじ1/10(0.5g)
- こしょう……少々
- 生クリーム……大さじ1/2弱(7g)
- とけるチーズ……小さじ1強(10g)
- バター……小さじ1強(5g)
- パセリ……少々

作り方
① 下ごしらえする
玉ねぎを薄切りにする。
② 包む
アルミホイルにバターを塗り、玉ねぎ・白身魚の順にのせ、ワイン・スープの素・こしょうをふる。生クリームをかけ、チーズ・バターをのせてアルミホイルで包む。
③ 蒸し焼きにする
フライパンに1cm程度水をはり、②を入れる。蓋をして10〜15分程度蒸し焼きにする。できあがりにパセリをふる。

ケトン食アレンジ
生クリーム、とけるチーズ、バターを通常の2倍にすることで、ケトン値が1.6→2.1になっています。

幼児前期・昼食 ❷

■ コンソメスープ（エリンギ・しいたけ・玉ねぎ） ⏱10分

エネルギー	43kcal	たんぱく質	0.5g
脂質	4.3g	糖質	0.8g

材料
- エリンギ……8g
- しいたけ……5g
- 玉ねぎ……3g
- 油……0.2g
- A [コンソメスープの素……少々 / 水……1/4カップ(50g)]
- MCTオイル……小さじ1弱(4g)

作り方
① 下ごしらえをする
エリンギ・しいたけ・玉ねぎを薄切りにする。
② 煮る
鍋に油を熱し、①を炒める。油がなじんだらAを加えて煮る。
③ 仕上げる
器に盛り、MCTオイルを加える。

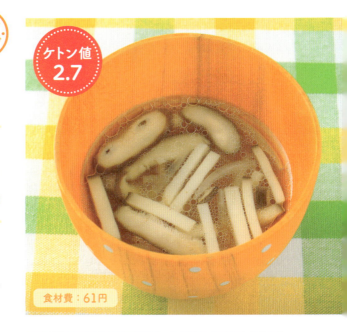

ケトン値 2.7

食材費：61円

ケトン食アレンジ
最後にMCTオイルを加えることで、ケトン値が0.4→2.7になっています。

幼児前期・昼食 ❸

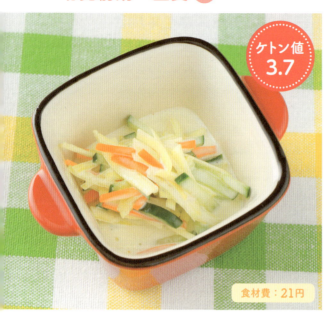

ケトン値 3.7

食材費：21円

コールスローサラダ

5分

エネルギー	70kcal	たんぱく質	0.5g
脂質	7.2g	糖質	0.8g

材料
- キャベツ……………7g
- にんじん……………2g
- きゅうり……………7g

A
- マヨネーズ……小さじ2 (8g)
- 生クリーム……小さじ1/2強 (3g)
- レモン汁……小さじ1/5 (1g)
- こしょう……少々

作り方
① 野菜を切る
キャベツ・にんじん・きゅうりをせん切りにする。
② 混ぜる
ボウルにAをあわせる。①を加えて混ぜる。

ケトン食アレンジ
ドレッシングに生クリームを加え、マヨネーズを通常の倍量にすることで、ケトン値2.5→3.7になっています。

幼児前期・夕食 ❶

蒸し鶏　ごましょうゆだれ

15分

エネルギー	92kcal	たんぱく質	5.0g
脂質	7.3g	糖質	0.6g

材料
- 鶏ささみ……1/2本 (20g)
- 酒……小さじ1/2弱 (2g)
- 【ごましょうゆだれ】

A
- 白ねぎ……………1g
- しょうが…………1g
- 白ごま……小さじ1/6 (0.5g)

- マヨネーズ……小さじ1 (4g)
- しょうゆ……小さじ1/6 (1g)
- MCTオイル……小さじ1弱 (4g)
- きゅうり……斜め薄切り5枚程度 (10g)

作り方
① 蒸す
鶏ささみはフォークなどで数か所穴をあけ、耐熱容器に入れて酒をふる。ラップをして電子レンジに1分かけ、裏返してさらに30秒加熱する。粗熱がとれるまでそのままおく。粗熱がとれたら食べやすい大きさにさく。
② たれをつくる
Aの白ねぎ・しょうがはみじん切りにしてボウルに入れる。残りの材料を加えて混ぜる。
③ 混ぜる
②に①を入れて混ぜる。

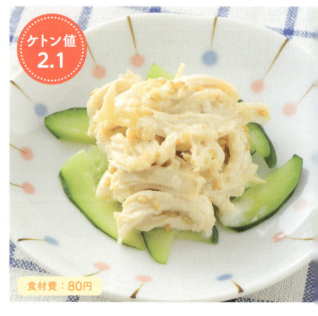

ケトン値 2.1

食材費：80円

④ 盛りつける
きゅうりを薄切りにしてさらに半分に切ってお皿にしき、上に③を盛りつける。

ケトン食アレンジ
家族分のたれにMCTオイルを加えることで、ケトン値1.4→2.1になっています。

幼児前期・夕食 ❷

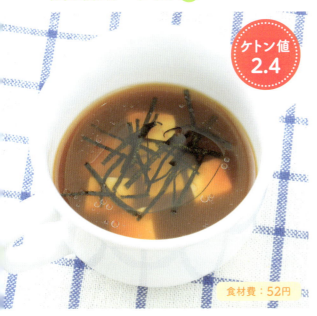

■ みそ汁（豆腐・のり）

エネルギー	49kcal	たんぱく質	1.1g
脂質	4.5g	糖質	0.8g

ケトン値 2.4

食材費：52円

材料
絹ごし豆腐 ……… 1/30丁（10g）
だし汁 ……… 45mL
赤みそ ……… 小さじ1/2（3g）
MCTオイル ……… 小さじ1弱（4g）
きざみのり ……… 少々

作り方
①下ごしらえする
豆腐はさいの目切りにする。
②煮る
鍋にだし汁を入れて火にかけ、煮立ったら豆腐を加えて煮る。豆腐が温まったらみそを溶き入れて火をとめる。
③仕上げる
器に盛りつけ、MCTオイルを加えきざみのりをちらす。

ケトン食アレンジ
MCTオイルを加えることで、ケトン値0.6→2.4になっています。

幼児前期・夕食 ❸

■ チンゲン菜のナッツ和え

エネルギー	69kcal	たんぱく質	1.1g
脂質	6.6g	糖質	0.9g

材料
チンゲン菜 ……… 1/5束（40g）
A ┌ ピーナッツバター（無糖） ……… 3g
  └ パルスイート カロリーゼロ ……… 少々
しょうゆ ……… 小さじ1/3（2g）
だし汁 ……… 小さじ1/2強（3g）
MCTオイル ……… 小さじ1（5g）

作り方
①下ごしらえする
チンゲン菜は茹でて冷水にとり、水気を絞って3cmの長さに切る。
②あえ衣をつくる
ボウルにAの調味料を入れて混ぜる。
③混ぜる
②に③を加えて混ぜる。
④仕上げる
器に盛り、MCTオイルをかける。

ケトン食アレンジ
最後にMCTオイルをかけることで、ケトン値1.1→2.9になっています。

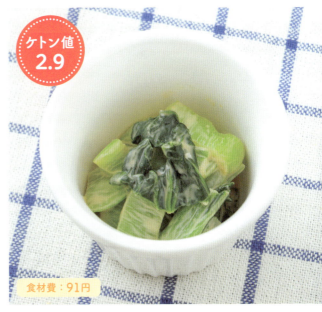

ケトン値 2.9

食材費：91円

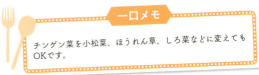

一口メモ
チンゲン菜を小松菜、ほうれん草、しろ菜などに変えてもOKです。

幼児後期 1日分の献立

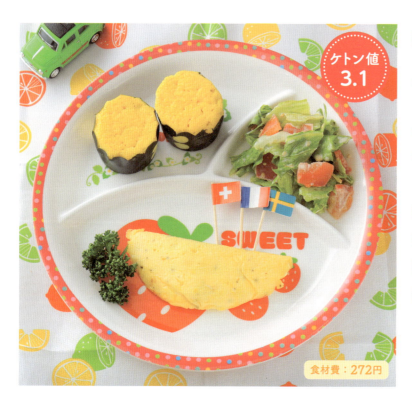

朝食

ケトン値 3.1

- おから蒸しパン（P.100）
- チーズオムレツ
- トマトとレタスのごまマヨサラダ

エネルギー	470kcal
たんぱく質	12.5g
脂質	43.9g
糖質	2.9g

食材費：272円

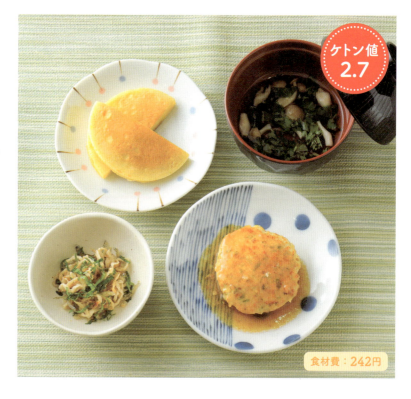

昼食

ケトン値 2.7

- ケトンパン（P.92）
- 照り焼きチキンハンバーグ
- すまし汁（にんじん、しめじ、みつば）
- 切り干し大根のちりめんじゃこ炒め

エネルギー	532kcal
たんぱく質	12.6g
脂質	49.6g
糖質	6.7g

食材費：242円

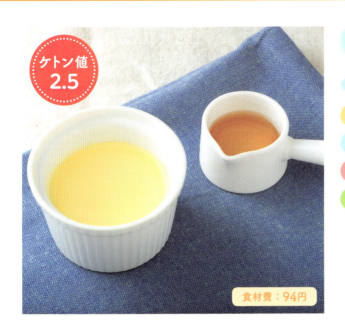

ケトン値 2.5

おやつ

● プリン（P.115）

エネルギー	205kcal
たんぱく質	5.6g
脂質	18.7g
糖質	2.7g

食材費：94円

夕食

● ケトンパン（P.92）
● あじの カレームニエル
● コンソメスープ （さやいんげん・ にんじん）
● チーズサラダ

エネルギー	401kcal
たんぱく質	13.0g
脂質	36.0g
糖質	4.1g

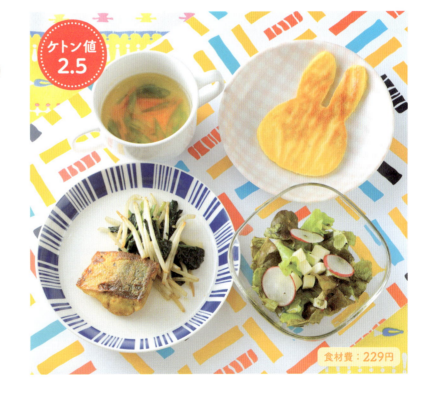

ケトン値 2.5

食材費：229円

1日分の

エネルギー	1,608kcal	たんぱく質	43.7g
脂質	148.2g	糖質	16.4g

ケトン値 2.7

食材費 837円

幼児後期・朝食 ①

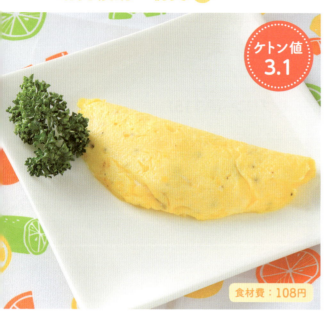

ケトン値 3.1

食材費：108円

ケトン食アレンジ
卵液に生クリームを入れ、仕上げにバターを包み込んで焼くことで、ケトン値2.4→3.1になっています。

チーズオムレツ
⏱10分

エネルギー	246kcal	たんぱく質	7.7g
脂質	22.8g	糖質	1.1g

材料
- ベーコン ……… 1/2枚（10g）
- 玉ねぎ ……… 5g
- 卵 ……… 1/2個（30g）
- こしょう ……… 少々
- 生クリーム ……… 大さじ1強（15g）
- バター ……… 小さじ1（4g）
- とけるチーズ ……… 小さじ1強（10g）
- バター ……… 小さじ1（4g）

作り方
① 下ごしらえする
ベーコンは細切りにする。玉ねぎはみじん切りにする。
② 卵液をつくる
ボウルに卵を溶きほぐし、生クリーム・こしょうを入れて混ぜる。
③ 焼く
フライパンにバターを入れて火にかけ、バターが溶けたら①を入れて炒める。玉ねぎが透き通ってきたら②を加える。
④ 仕上げる
卵が半熟状になったらチーズ・バターを包み込むように入れて形を整え、好みの硬さになったら火をとめる。

幼児後期・朝食 ②

トマトとレタスのごまマヨサラダ
⏱5分

エネルギー	78kcal	たんぱく質	0.6g
脂質	7.8g	糖質	1.1g

材料
- トマト ……… 15g
- レタス ……… 1/2枚（15g）
- A ｢ マヨネーズ ……… 小さじ1と1/2（6g）
- しょうゆ ……… 小さじ1/6（1g）
- ごま油 ……… 小さじ1弱（3g）
- 白ごま ……… 小さじ1/4強（0.8g）

作り方
① 下ごしらえする
トマトはざく切りにする。レタスは食べやすい大きさにちぎる。
② 混ぜる
ボウルにAを入れて混ぜる。①を加えて混ぜる。

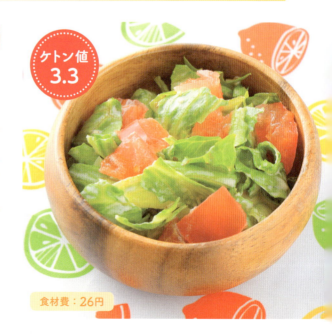

ケトン値 3.3

食材費：26円

ケトン食アレンジ
ドレッシングにごま油を加え、マヨネーズを通常の倍量にすることで、ケトン値1.6→3.3になっています。

幼児後期・昼食 ❶

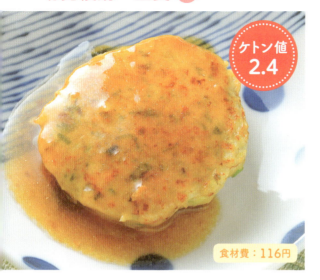

ケトン値 2.4

食材費：116円

■ 照り焼きチキンハンバーグ

⏱15分 乾物を戻す時間は含みません

エネルギー	210kcal	たんぱく質	6.8g
脂質	18.9g	糖質	2.6g

材料
【肉ダネ】
- 絹ごし豆腐 … 1/30丁 (10g)
- しいたけ(乾) … 1/3個 (0.3g)
- 青ねぎ … 5g
- 玉ねぎ … 小1/10個 (15g)
- 油 … 0.5g
- おろししょうが … 0.5g
- 鶏ひき肉 … 大さじ2 (30g)
- 卵 … 小さじ1 (4g)
- 塩 … 少々
- こしょう … 少々
- 油 … 小さじ2と1/2 (10g)

【和風ソース】
- A
  - しょうゆ … 小さじ1/2弱 (2.5g)
  - パルスイート カロリーゼロ … 小さじ1/6 (0.5g)
  - オオバコダイエット … 小さじ1/6 (0.3g)
  - しいたけの戻し汁 … 大さじ1 (15g)
- おろししょうが … 0.5g
- MCTオイル … 小さじ1弱 (4g)

作り方
①下ごしらえする
豆腐は水切りする。しいたけは戻し、戻し汁は残しておく。青ねぎ・玉ねぎはみじん切りにし、玉ねぎは油で炒めて冷ましておく。

②肉ダネをつくる
ボウルに①とおろししょうが・鶏ひき肉・溶き卵・塩・こしょうを入れて練り、小判形にまとめる。まとまりにくければオオバコダイエットを少量添加する。

③焼く
フライパンに油を熱し、②を入れて焼く。焼き色がついたら裏返し、蓋をして7〜10分程度焼く。

④和風ソースをつくる
ハンバーグを焼いたフライパンにAを入れて弱火で煮る。とろみがついてきたらしょうがを加えて火をとめ、MCTオイルを加えて混ぜる。器にハンバーグを盛り、ソースをかける。

> **ケトン食アレンジ**
> 焼き油を倍量にし、ソースに0kcalの甘味料とオオバコダイエットを使用し、MCTオイルを加えることで、ケトン値1.4→2.4になっています。

幼児後期・昼食 ❷

■ すまし汁（にんじん・しめじ・みつば）

⏱10分

エネルギー	42kcal	たんぱく質	0.6g
脂質	4.1g	糖質	0.6g

材料
- にんじん … 7g
- しめじ … 3本程度 (5g)
- みつば … 2g
- だし汁 … 60mL
- 塩 … 少々
- しょうゆ … 小さじ1/4 (1.5g)
- MCTオイル … 小さじ1弱 (4g)

作り方
①下ごしらえする
にんじんは短冊切り、しめじは半分、みつばは2cmに切る。

②煮る
鍋にだし汁を入れて火にかける。煮立ったらにんじん・しめじを入れて煮る。にんじんが軟らかくなったら塩・しょうゆを加えてみつばを加える。

③仕上げる
器に盛り、MCTオイルを加える。

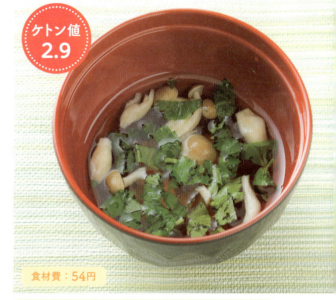

ケトン値 2.9

食材費：54円

> **ケトン食アレンジ**
> 最後にMCTオイルを加えることで、ケトン値0.4→2.9になっています。

幼児後期・昼食 ❸

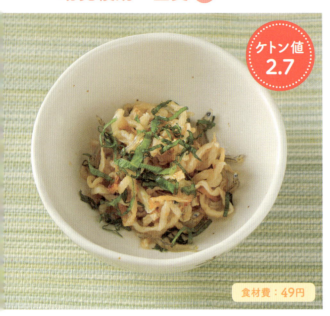

ケトン値 **2.7**

食材費：49円

切り干し大根の ちりめんじゃこ炒め

10分
乾物を戻す時間は含みません

エネルギー	109kcal	たんぱく質	1.5g
脂質	10.1g	糖質	1.8g

材料
切り干し大根 ……… 3.5g
青じそ ……… 1/2枚 (0.5g)
油 ……… 小さじ2 (8g)
ちりめんじゃこ
　……… 小さじ1強 (2.5g)
おろししょうが ……… 0.6g
しょうゆ ……… 小さじ1/6 (1g)
ごま油 ……… 小さじ1/2 (2g)

作り方
①下ごしらえする
切り干し大根は戻す。青じそはせん切りにする。
②炒める
フライパンに油を熱し、切り干し大根・ちりめんじゃこ・おろししょうがを入れて炒める。最後にしょうゆ・ごま油・青じそを加えて混ぜ、火を止める。

ケトン食アレンジ
炒め油と香りづけに加えるごま油を通常の倍量にすることで、ケトン値1.7→2.7になっています。

幼児後期・夕食 ❶

あじカレームニエル

15分

エネルギー	121kcal	たんぱく質	7.1g
脂質	9.4g	糖質	0.7g

材料
あじ ……… 30g
A ┌ ケトンフォーミュラ
　│　　　　大さじ1/2 (2g)
　│ 塩 ……… 少々
　└ こしょう ……… 少々
カレー粉
　……… 小さじ1/4 (0.5g)
バター ……… 小さじ2 (8g)
もやし ……… 20g
ほうれん草 ……… 20g

作り方
①下ごしらえする
あじは水気をとり、Aを混ぜあわせてまぶす。お湯を沸かしもやし・ほうれん草を塩茹でし、水気をしぼり、食べやすい大きさに切る（冷凍の場合は電子レンジで解凍しておく）。
②焼く
フライパンにバターを入れて火にかけ、バターが泡立って香りが立ってきたら、あじを皮目から入れて焼く。焼き色がついたら裏返して焼き、器に盛る。
③付け合せをつくる
②の残ったバターでもやし・ほうれん草を炒めて、あじに添える。

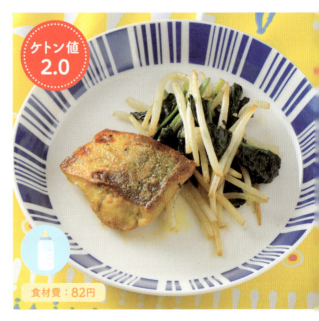

ケトン値 **2.0**

食材費：82円

ケトン食アレンジ
バターを通常の倍量にすることで、ケトン値1.6→2.0になっています。

幼児後期・夕食 ❷

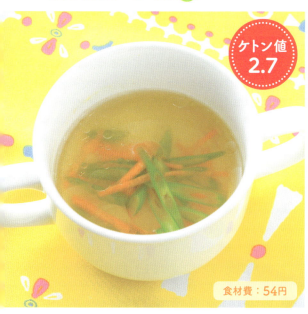

ケトン値 2.7

食材費：54円

コンソメスープ（さやいんげん・にんじん）

5分

エネルギー	41kcal	たんぱく質	0.2g
脂質	4.1g	糖質	0.9g

材料
- さやいんげん … 1/2本（5g）
- にんじん … 5g
- A
  - コンソメスープの素 … 小さじ1/3（1g）
  - 水 … 大さじ4と小さじ2（70g）
- MCTオイル … 小さじ1弱（4g）

作り方
① 下ごしらえする
さやいんげん・にんじんはせん切りにする。
② 煮る
鍋にAを入れて火にかけ、煮立ったら①を入れて煮る。
③ 仕上げる
器に盛り、MCTオイルを加える。

ケトン食アレンジ
最後にMCTオイルを加えることで、ケトン値0.1→2.7になっています。

幼児後期・夕食 ❸

チーズサラダ

5分

エネルギー	68kcal	たんぱく質	2.0g
脂質	6.0g	糖質	0.8g

材料
- サニーレタス … 1枚（10g）
- ラディッシュ … 1/2個（3g）
- モッツァレラチーズ … 5g
- A
  - オリーブ油 … 小さじ1（4g）
  - 酢 … 2g
  - 塩 … 少々
  - こしょう … 少々
  - バジル（乾）… 少々

作り方
① 下ごしらえする
サニーレタスは食べやすい大きさにちぎる。ラディッシュは輪切りにする。チーズは一口大に切る。
② ドレッシングをつくる
Aを混ぜあわせる（ドレッシングはマヨネーズにしてもよい）。
③ 仕上げる
器に①を盛り、②をかける（または、ボウルに①を入れてマヨネーズを加えて混ぜる）。

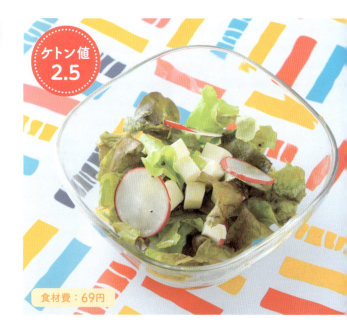

ケトン値 2.5

食材費：69円

ケトン食アレンジ
市販のドレッシング4gを手作りドレッシングにすることで、ケトン値1.7→2.5になっています。

Column 3

これは使える！低糖質食材

　ケトン食では、ごはんやパン、麺類などの主食や小麦粉、砂糖などは、糖質が多く含まれているため、あまり使用することができません。しかし、市販品で、低糖質に開発されているものや、糖質の少ないものが、代用品として売られているので、上手に利用しましょう〔紹介した商品情報は、2018年11月時点のものです（価格は税込で、購入ルートにより異なる可能性があります）。価格の変更や終売などの可能性があります〕。

めん類

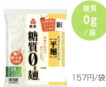

糖質0g/袋　157円/袋

糖質0g麺 平麺
（紀文食品）

糖質0g/袋　162円/袋

糖質0g麺 丸麺
（紀文食品）

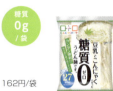

糖質0g/袋　108円/袋

糖質0 うどん麺
（ヨコオデイリーフーズ）

糖質0g/袋　108円/袋

糖質0 中華麺
（ヨコオデイリーフーズ）

「おからパウダー」「こんにゃく粉」で作った糖質0g麺で、平麺タイプと丸麺タイプがあります。常温保存タイプは、賞味期限が製造日より180日で長期保存が可能なため、買い置きに便利です。

▲ くせがないので、どんな味付けの料理にも合います。平麺は刻むことでチャーハンやちぢみなどを作ることができ、色々な料理にアレンジすることができます。

「豆乳」と「こんにゃく」を原材料とし、平麺のうどん麺と丸麺の中華麺の2種類があります。スープとのセットで、【ラーメン】、【うどん】、【そば】、【焼きそば】も販売されています。

▲ こんにゃくならではの弾力感が味わえます。加熱しても麺の食感はそのまま楽しめます。

パン

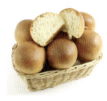

糖質1.9g/個　10個入り 1,250円

低糖質大豆パン
（低糖工房）

大豆粉を使用しており、しっとり、もっちりとした食感で、噛むほどにクロワッサンのような味わい。バターをたっぷりつけて食べると、ケトン値も上がり、よりおいしく食べられます。

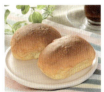

糖質2.2g/個　2個入り 125円

NL ブランパン
（ローソン）

ふすまを使用しており、普通のパンに近い食感を味わえます。コンビニで購入でき、比較的低価格で入手しやすいのが特徴です。

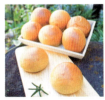

糖質2.5g/個　8個入り 1,050円

三重県産大豆丸パン
（糖限郷）

国産大豆を使用し、酵素を復活させて大豆粉にしているため、くさみがなくふわふわで、普通のパンのようにおいしく食べられます。

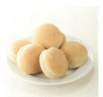

糖質2.7g/個　6個入り 648円

糖質84％カットのテーブルパン
（シャトレーゼ）

食物繊維を多く使用しており、低糖質パン特有の食べにくさがなく、普通のパンのおいしさそのままで、おいしく食べられます。

小麦粉の代用

糖質 2.9〜12.3g /100g

178円 /80g

おからパウダー
（さとの雪食品）

お菓子作りや蒸しパン、ムニエルなど幅広い料理に小麦粉代わりに使えます。粒子が粗めのものと微粒子タイプが売られていますが、粗めは低価格なので大量に使うことができ、微粒子タイプはよりしっとりとした食感となります。

糖質 4.8g /100g

324円 /220g

おからパウダー
（味源）

糖質 5.7g /100g

1,850円 /500g

糖質オフのホットケーキミックス（低糖工房）

難消化性デキストリンやセルロースが含まれているので、食物繊維が豊富です。クッキーやカップケーキなど、色々なおやつに幅広く使うことができます。

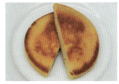

低糖質ホットケーキ

ホットケーキミックス：50g/卵：1個/アーモンドミルク：40mLで作ると、エネルギー：227kcal/糖質：3.1g/ケトン値：1.1
※バターを10g足すとケトン値1.4にアップします。

レトルト食品

糖質 2.8g /個

291円 /個

糖質コントロールシリーズ グリーンカレー
（三菱食品）

ココナッツミルクと辛みの効いたグリーンカレーです。ココナッツミルクの風味が感じられる、スパイシーで、本格的な味わいのカレーです。

糖質 3.7g /個

216円 /個

糖質コントロールシリーズ クラムチャウダー
（三菱食品）

口にいれると、あさりの風味がとても感じられる、具だくさんのクラムチャウダーです。低糖質パンなどを組み合わせてもおいしく食べられます。

糖質 5.6g /個

259円 /個

糖質レシピ リブロースビーフカレー 中辛
（エスビー食品）

さらさらとしたルーですが、マイルドでコクがあり、普通のカレーのようなおいしさです。糖質の含まれていない麺と組み合わせることで、カレーうどんとしても十分おいしく食べられます。

飲料

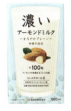

糖質 0.3g /100mL

772円 /1,000mL

濃いアーモンドミルク 〜まろやかプレーン〜
（筑波乳業）

アーモンド含有率が約8〜12％で（一般的なアーモンドミルクの約3〜4倍）、成分の「濃さ」が特徴です。無香料、無着色、砂糖不使用のあっさりタイプ。アーモンド本来のコクと味わいが感じられます。また乳成分不使用のため、乳アレルギーの方も飲むことができます。

① 飲みやすい！
アーモンドのコクが感じられますが、素材そのものの自然な味なので、やさしい甘さで、アーモンドミルクが苦手な方も飲みやすく、牛乳感覚で毎日飲んでも飽きのこない味わいです。

② ケトン値2.5！
一般的なアーモンドミルクは、糖質が少ないものでもケトン値は1.5前後のものが多いですが、この商品はより糖質が少ないため、ケトン値2.5という高いケトン値となっています。ケトンフォーミュラが飲めない方にとっては、ケトンフォーミュラ代わりにもなります。飲みきりサイズの125mLも展開しているので、お出かけの際の補食や学校給食の牛乳代わりに持参することもできます。

【濃いアーモンドミルク】100mLにMCTを3gいれると、ケトンフォーミュラと同等のケトン値3.3となります。MCTオイルを入れても分離せず、油くささなどは感じられず、味はほとんど変わらずに、おいしく飲むことができます。

Column 4

市販のパスタソースで手軽に即席ケトン食

糖質0g麺にケトン値の高い市販のパスタソースをあえるだけで、簡単にケトン食のパスタを作ることができます。さらに生クリームや油脂などを加えることによって、ケトン値アップにもつながります（価格は税込、購入ルートにより異なる可能性があります）。

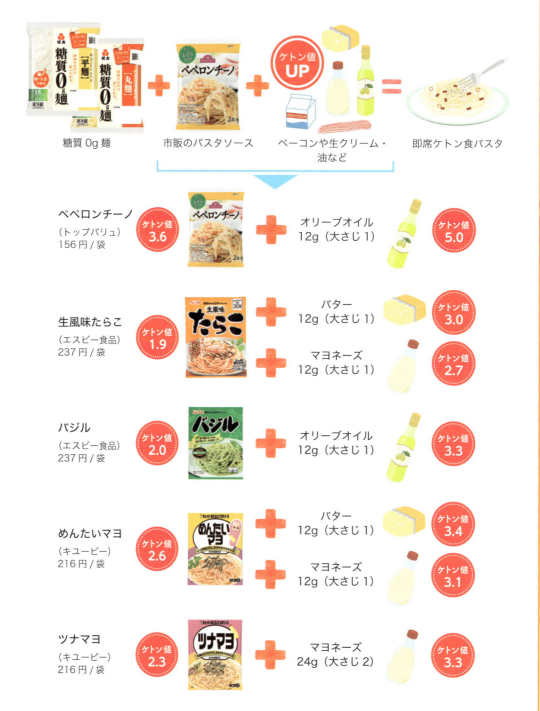

学童期にとりたい！ 1日のケトン食の食材の目安量

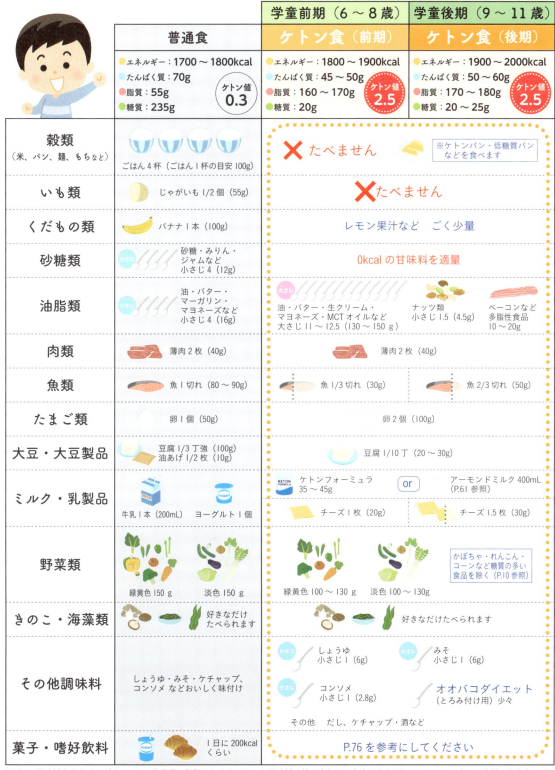

学童前期 1日分の献立

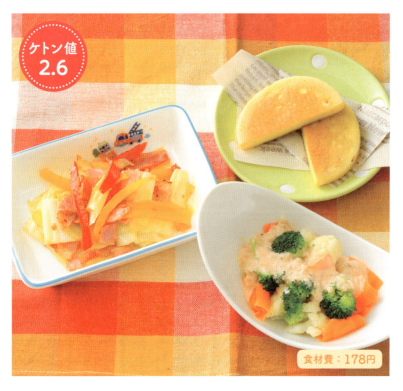

ケトン値 2.6

朝食

- ケトンパン（P.92）
- キャベツとベーコンのバターソテー
- ゆで野菜サラダ（サウザン風）

エネルギー	504kcal
たんぱく質	9.1g
脂質	47.3g
糖質	8.1g

食材費：178円

昼食

- ケトンパン（P.92）
- さばの竜田揚げ
- けんちん汁
- しろ菜ときのこのお浸し
- ケトンフォーミュラ

エネルギー	517kcal
たんぱく質	15.5g
脂質	46.8g
糖質	4.5g

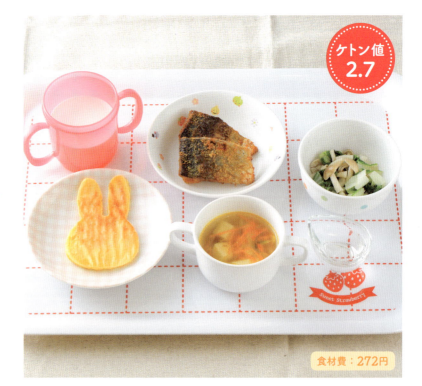

ケトン値 2.7

食材費：272円

おやつ

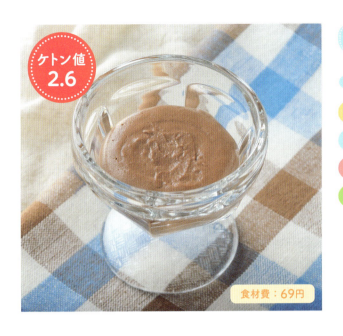

●ココアムース（P.116）

エネルギー	156kcal
たんぱく質	4.6g
脂質	14.6g
糖質	1.7g

ケトン値 2.6

食材費：69円

夕食

●おからホットケーキ（P.99）
●ポークピカタ
●干ししいたけのクリームスープ
●レモンドレッシングサラダ（きゅうり、トマト）

エネルギー	695kcal
たんぱく質	18.1g
脂質	64g
糖質	5.3g

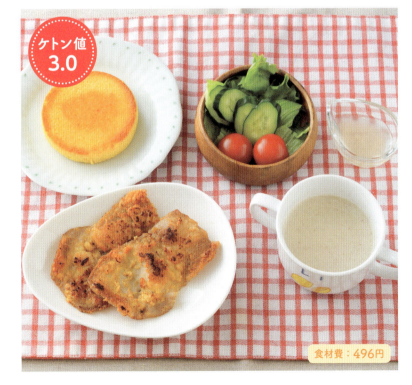

ケトン値 3.0

食材費：496円

１日分の

エネルギー	1,872kcal	たんぱく質	47.3g
脂質	172.7g	糖質	19.6g

ケトン値 2.8

食材費 1,015円

学童前期・朝食 ①

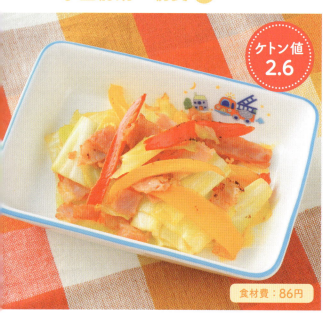

ケトン値 2.6

食材費：86円

キャベツとベーコンのバターソテー

10分

エネルギー	188kcal	たんぱく質	3.5g
脂質	17.7g	糖質	2.9g

材料
- ベーコン……1枚 (20g)
- カラーピーマン……1/2個 (20g)
- キャベツ……1枚 (50g)
- バター……大さじ1 (12g)
- 塩……少々
- こしょう……少々

作り方
① 下ごしらえする
ベーコンは1cm幅、カラーピーマンは5mm幅の細切りにする。キャベツはざく切りにする。
② 炒める
フライパンにバターを入れて火にかけベーコンを炒める。香りが立ったらカラーピーマンを加えて炒める。ピーマンがしんなりしてきたらキャベツを加えて炒め、塩・こしょうをふる。

> **ケトン食アレンジ**
> バターをたっぷり使って炒めることで、ケトン値1.8→2.6になっています。

学童前期・朝食 ②

ゆで野菜サラダ（サウザン風）

10分

エネルギー	145kcal	たんぱく質	1.9g
脂質	13.1g	糖質	3.5g

材料
- ブロッコリー……20g
- カリフラワー……20g
- にんじん……10g
- 【ドレッシング】
- A
  - 玉ねぎ……10g
  - マヨネーズ……小さじ3 (12g)
  - ケチャップ……小さじ1弱 (4g)
  - 酢……小さじ1/2強 (3g)
- 油……小さじ1 (4g)
- パルスイートカロリーゼロ……小さじ1/6 (0.5g)
- 塩……少々
- こしょう……少々

作り方
① 下ごしらえする
ブロッコリー・カリフラワーは小房に分ける。にんじんは皮むき器でリボン状に薄くそぐ。
② ドレッシングをつくる
Aの玉ねぎをみじん切りにして、電子レンジに30秒かける。残りの材料を加えて混ぜる。
③ 野菜を電子レンジにかける
耐熱容器に①を入れ、ラップをかけて野菜が軟らかくなるまで電子レンジにかける。水気をきり、②を加えて混ぜる。

ケトン値 2.1

食材費：68円

> **ケトン食アレンジ**
> ドレッシングに0kcalの甘味料を使用し、マヨネーズを通常の3倍量にすることで、ケトン値1.5→2.1になっています。

> **一口メモ**
> ドレッシングの油は、n-3系脂肪酸が豊富なえごま油、しそ油、アマニ油を使うと脂肪酸バランスがよくなります。

学童前期・給食

学校給食のアレンジ例

ケトンフォーミュラ

ケトンフォーミュラを100mL持参して牛乳の代替にする。

ケトン値 0.7 ▶ ケトン値 2.9

| エネルギー | 104kcal | たんぱく質 | 2.1g |
| 脂質 | 10.1g | 糖質 | 1.2g |

さばの竜田揚げ

小麦粉の代わりにおからパウダーをまぶして調理する。

ケトン値 1.7 ▶ ケトン値 2.5

| エネルギー | 205kcal | たんぱく質 | 9.0g |
| 脂質 | 17.1g | 糖質 | 0.9g |

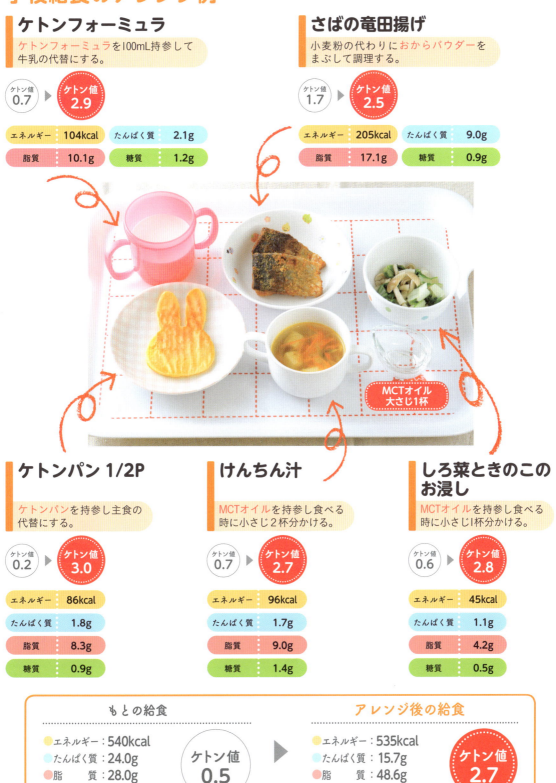

MCTオイル 大さじ1杯

ケトンパン 1/2P

ケトンパンを持参し主食の代替にする。

ケトン値 0.2 ▶ ケトン値 3.0

エネルギー	86kcal
たんぱく質	1.8g
脂質	8.3g
糖質	0.9g

けんちん汁

MCTオイルを持参し食べる時に小さじ2杯分かける。

ケトン値 0.7 ▶ ケトン値 2.7

エネルギー	96kcal
たんぱく質	1.7g
脂質	9.0g
糖質	1.4g

しろ菜ときのこのお浸し

MCTオイルを持参し食べる時に小さじ1杯分かける。

ケトン値 0.6 ▶ ケトン値 2.8

エネルギー	45kcal
たんぱく質	1.1g
脂質	4.2g
糖質	0.5g

もとの給食
- エネルギー：540kcal
- たんぱく質：24.0g
- 脂　質：28.0g
- 糖　質：52.0g

ケトン値 0.5 ▶

アレンジ後の給食
- エネルギー：535kcal
- たんぱく質：15.7g
- 脂　質：48.6g
- 糖　質：4.9g

ケトン値 2.7

学童前期・夕食 ①

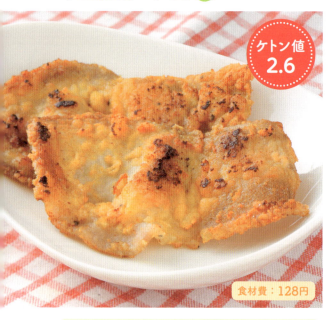

ポークピカタ

エネルギー	257kcal	たんぱく質	12.4g
脂質	21.4g	糖質	0.4g

⏱ 15分
ケトン値 2.6
食材費：128円

材料
- 豚ロース肉 … 1/2枚 (50g)
- 塩 … 少々
- こしょう … 少々
- 卵 … 大さじ1 (15g)
- おからパウダー … 小さじ2 (4g)
- バター … 大さじ1 (12g)

作り方
① 下ごしらえする
豚肉は筋を切り、塩・こしょうをふる。卵を溶きほぐし豚肉に絡める。卵液のついた豚肉におからパウダーをしっかりつける。
② 焼く
フライパンにバターを入れ火にかける。バターが泡立って香りが立ったら①を入れる。焼き色がついたら裏返して焼く。

ケトン食アレンジ
小麦粉のかわりにおからパウダーを使用し、バターをしっかり吸着させることで、ケトン値2.1→2.6になっています。

学童前期・夕食 ②

干ししいたけのクリームスープ

⏱ 15分（乾物を戻す時間は含みません）
ケトン値 3.6
食材費：168円

エネルギー	158kcal	たんぱく質	0.6g
脂質	16.2g	糖質	2.2g

材料
- しいたけ(乾) … 1g
- 玉ねぎ … 20g
- 油 … 小さじ1/4 (1g)
- A
  - コンソメスープの素 … 小さじ1/4弱 (0.7g)
  - しいたけの戻し汁 … 90mL
- 生クリーム … 小さじ1と1/2弱 (7g)
- 塩 … 少々
- こしょう … 少々
- MCTオイル … 大さじ1弱 (12g)

作り方
① 下ごしらえする
しいたけは水で戻し、戻し汁は残しておく。しいたけ・玉ねぎは薄切りにする。
② 煮る
鍋に油を熱し、玉ねぎ・しいたけを入れてたまねぎが少し色づくまで炒める。Aを加えて野菜が軟らかくなるまで煮て、粗熱をとる。
③ ミキサーにかける
②をミキサーにかける。滑らかになったら鍋に戻して火にかけ、温まったら生クリーム・塩・こしょうを加えて火をとめる。
④ 仕上げる
器に盛り、MCTオイルを加える。

ケトン食アレンジ
最後にMCTオイルを加えることで、ケトン値1.4→3.6になっています。

一口メモ
少量ではミキサーが回らないため、家族分をまとめてつくるとよいでしょう。

学童前期・夕食 ❸

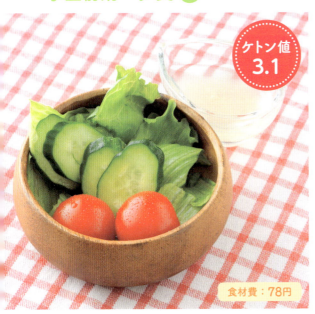

ケトン値 3.1

食材費：78円

レモンドレッシングサラダ ⏱10分

エネルギー	81kcal	たんぱく質	0.3g
脂質	8.0g	糖質	1.4g

材料
- レタス ……… 2/3枚（10g）
- きゅうり ……………… 10g
- ミニトマト …… 2個（20g）
- 【ドレッシング】
- レモン汁 … 小さじ1/2強（3g）
- 油 ………… 小さじ2（8g）
- 塩 …… 小さじ1/10（0.6g）
- こしょう ……………… 少々

作り方

①下ごしらえする
レタスは食べやすい大きさにちぎる。トマトはくし形に切る。きゅうりは斜めに薄切りにする。

②ドレッシングをつくる
レモン汁に油を少しずつ入れて混ぜる。塩、こしょうを加える。

③仕上げる
器に①を盛り、②をかける。

ケトン食アレンジ
市販のドレッシングを手作りにすることで、ケトン値1.2→3.1になっています。

一口メモ
市販のドレッシングは糖質を多く含むものもあります。手作りすることで糖質OFFでき、ケトン値UP!!
ドレッシングの油は、n-3系脂肪酸豊富なえごま油、しそ油、アマニ油を使うと、脂肪酸バランスがよくなります。その他のドレッシングはP.123参照

学童後期 1日分の献立

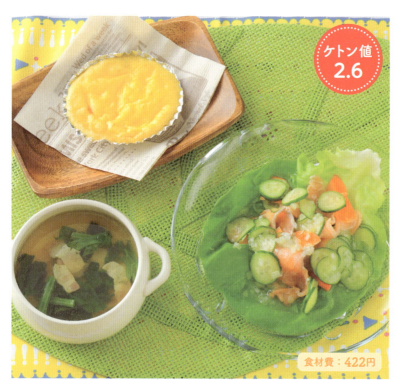

朝食

ケトン値 2.6

- ケトンチーズスフレ（P.92）
- サーモンマリネ
- カレーコンソメスープ

エネルギー	503kcal
たんぱく質	14.7g
脂質	45.4g
糖質	5.2g

食材費：422円

昼食

- 焼きうどん（P.94）
- 野菜の肉巻き（アスパラ、トマト）
- ブロッコリーツナサラダ
- にんじんグラッセ

エネルギー	498kcal
たんぱく質	13.9g
脂質	43.9g
糖質	5.6g

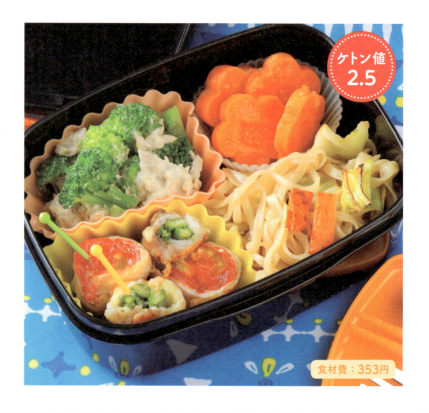

ケトン値 2.5

食材費：353円

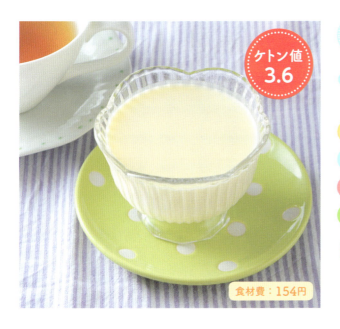

おやつ

- レアチーズケーキ（P.117）
  紅茶

エネルギー	177kcal
たんぱく質	3.0g
脂質	17.4g
糖質	1.2g

ケトン値 3.6

食材費：154円

一口メモ
紅茶に甘みがほしい場合は0kcalの甘味料が使えます。

夕食

- ケトンパン2枚（P.92）
- あんかけ芙蓉蟹
- 花にんじんスープ
- わかめきゅうりごま酢和え

エネルギー	744kcal
たんぱく質	21.0g
脂質	67.7g
糖質	7.8g

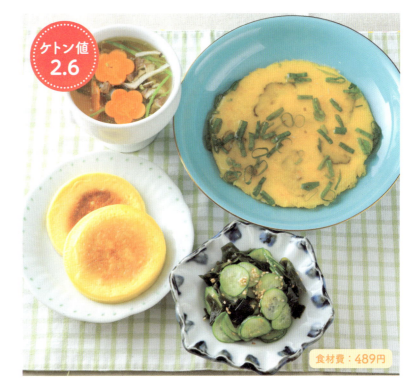

ケトン値 2.6

食材費：489円

1日分の

エネルギー	1,922kcal	たんぱく質	52.6g
脂質	174.4g	糖質	19.8g

ケトン値 2.7

食材費 1,419円

学童後期・朝食 ①

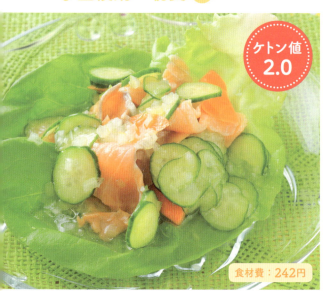

ケトン値 2.0

食材費：242円

■ サーモンマリネ

15分

エネルギー	162kcal	たんぱく質	5.8g
脂質	13.2g	糖質	2.5g

材料

スモークサーモン ······ 2枚(20g)
玉ねぎ ······ 10g
きゅうり ······ 1/2本(40g)
にんじん ······ 10g
サラダ菜 ······ 1枚(8g)

A ┃ 油 ······ 大さじ1(12g)
　┃ 酢 ······ 小さじ2(10g)
　┃ 塩 ······ 小さじ1/10(0.6g)
　┃ ワイン ······ 小さじ1弱(4g)
　┃ こしょう ······ 少々

作り方

① 下ごしらえする
玉ねぎはみじん切りにして水にさらす。きゅうりは板ずりにして薄切りにし、水気をふく（塩は分量外）。にんじんは薄切りにする。

② マリネする
Aを合わせてマリネ液をつくる。バットにスモークサーモンを並べ、①をのせ、マリネ液をかけてざっくり混ぜる。

③ 仕上げる
器にサラダ菜をしき、②を盛る。

一口メモ
マリネ液の油は、n-3系脂肪酸豊富なえごま油、しそ油、アマニ油を使うと、脂肪酸バランスがよくなります。

学童後期・朝食 ②

■ カレーコンソメスープ

10分

エネルギー	122kcal	たんぱく質	1.7g
脂質	12.3g	糖質	0.9g

材料

ベーコン ······ 1/2枚(10g)
ほうれん草 ······ 10g
油 ······ 0.3g
カレー粉 ······ 少々
水 ······ 110mL
コンソメスープの素 ······ 小さじ2/3(2g)
MCTオイル ······ 小さじ2弱(8g)

作り方

① 下ごしらえする
ベーコンは1cm幅に切る。ほうれん草はゆでて冷水にとり、水気を絞って3cmの長さに切る。

② 煮る
鍋に油を熱してベーコンを炒める。ベーコンから脂がでてきたらカレー粉を加えて炒める。香りがたったらほうれん草を加えて炒め、全体に油がなじんだら水・コンソメスープの素を加えて煮る。

③ 仕上げる
器に盛り、MCTオイルを加える。

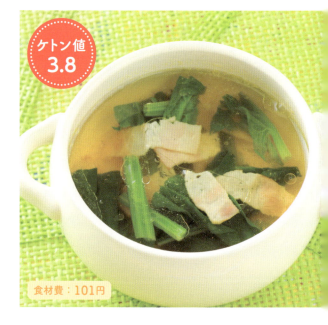

ケトン値 3.8

食材費：101円

ケトン食アレンジ
ベーコンをたっぷり使用し最後にMCTオイルを加えることで、ケトン値1.5→3.8になっています。

学童後期・お弁当

■ ブロッコリーツナサラダ

5分

エネルギー	104kcal	たんぱく質	3.6g
脂質	9.6g	糖質	0.5g

ケトン値 **2.9**

材料
ブロッコリー……… 2房 (30g)
ツナ(油漬け)………… 10g
マヨネーズ……… 大さじ1弱 (10g)
しょうゆ……… 小さじ1/6 (1g)

作り方
①下ごしらえする
ブロッコリーは小房に分け、耐熱容器に入れてラップをかけ、電子レンジで40秒程度温める。
②混ぜる
①にツナ・マヨネーズ・しょうゆを加えて混ぜる。

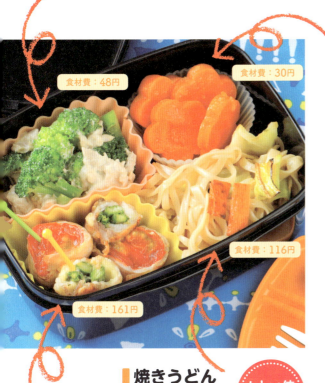

食材費：48円
食材費：30円
食材費：116円
食材費：161円

■ にんじんグラッセ

10分

エネルギー	44kcal	たんぱく質	0.3g
脂質	3.3g	糖質	2.5g

ケトン値 **1.0**

材料
にんじん……………… 40g
バター……… 小さじ1 (4g)
パルスイート カロリーゼロ
……… 小さじ1/3 (1g)

作り方
①下ごしらえする
にんじんは好みの形に切る。7〜8mmの輪切りにして好みの型で抜いてもよい。
②加熱する
大きめの耐熱容器ににんじん・バター・パルスイートを入れ電子レンジに30秒程度かける。軽く混ぜてバターをからめ、にんじんに火が通るまでさらに30秒程度電子レンジにかける。

> **ケトン食アレンジ**
> 0kcalの甘味料を使用することで、ケトン値0.5→1.0になっています。

■ 焼きうどん
P.94 のレシピ参照
（分量は半量）

ケトン値 **2.6**

■ 野菜の肉巻き（アスパラ・トマト）

15分

エネルギー	230kcal	たんぱく質	8.1g
脂質	20.5g	糖質	0.9g

ケトン値 **2.9**

材料
豚ばら薄切り肉……… 2枚 (40g)
塩…………………… 少々
こしょう…………… 少々
スライスチーズ…… 1/2枚 (9g)
アスパラガス……… 1/2本 (8g)
ミニトマト………… 1個 (10g)
油……………… 小さじ1 (4g)

作り方
①下ごしらえする
豚肉は半分の長さに切って、塩・こしょうをふる。スライスチーズは縦半分に切る。アスパラガスは茹で、豚肉の幅に合わせて切る。
②具を巻く
豚肉は巻きやすいように重ねて横に並べる。その上にチーズをのせてトマト、アスパラガスをそれぞれ乗せて巻く。
③焼く
フライパンに油を熱し、巻き終わりを下にして②を焼く。焼き色がついたら裏返して焼き、中まで火を通す。

学童後期・夕食 ①

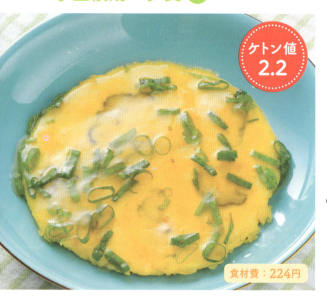

あんかけ芙蓉蟹

エネルギー	218kcal	たんぱく質	11.5g
脂質	17.3g	糖質	1.0g

20分
乾物を戻す時間は含みません

ケトン値 2.2

食材費：224円

材料
- しいたけ（乾）………… 1g
- かに（缶）…… 大さじ3（30g）
- 青ねぎ …… 小さじ1（3g）
- 卵 ………… 1個（50g）
- A
  - パルスイート カロリーゼロ
    …………… 小さじ1/6（0.5g）
  - しょうゆ …… 小さじ1/6（1g）
  - 酒 …… 小さじ1/2強（3g）
- 油 …………… 大さじ1（12g）

【あん】
- しいたけの戻し汁
  …………… カップ1/4（50mL）
- パルスイート カロリーゼロ
  …………… 小さじ1/10（0.3g）
- しょうゆ …… 小さじ1/6（1g）
- コンソメスープの素
  …………… 小さじ1/6（0.5g）
- オオバコダイエット
  …………… 小さじ1/6（0.5g）

作り方
①下ごしらえする
しいたけは水100mLで戻して薄切りにし、戻し汁は残しておく。かには粗くほぐす。青ねぎは小口切りにする。
②卵液をつくる
卵を溶きほぐし、しいたけ・かに・Aを加えて混ぜる。
③焼く
フライパンに油を熱し、②を流し入れて焼く。半熟状になったら裏返して焼く。

④あんをつくる
鍋にあんの材料を入れて火にかけ、温まってとろみがついたら青ねぎを加えて火を止める。
⑤仕上げる
器に③を盛り、④をかける。

> **ケトン食アレンジ**
> 通常の3倍量の油で焼き、0kcalの甘味料とオオバコダイエットを使用してあんを作ることで、ケトン値1.2→2.2になっています。

学童後期・夕食 ②

花にんじんスープ

15分

エネルギー	89kcal	たんぱく質	1.0g
脂質	8.2g	糖質	2.4g

材料
- にんじん ………… 10g
- エリンギ ………… 15g
- 絹さや …… 5枚（10g）
- おろししょうが …… 1g
- しょうゆ … 小さじ1/3（2g）
- 酒 …… 小さじ1/2弱（2g）
- MCTオイル … 小さじ2弱（8g）
- A
  - 水 ………………… 140mL
  - コンソメスープの素
    …………… 小さじ1/2（1.5g）

作り方
①下ごしらえする
にんじんは花形に抜き、2〜3mmの厚さに切る。エリンギは手で細く割き、絹さやは斜め細切りにする。
②煮る
鍋にAを入れて火にかけ、煮立ったらにんじん・エリンギを入れて煮る。にんじんに火が通ったら絹さや・しょうゆ・酒を加える。絹さやの色が鮮やかになったらしょうがを加え、香りがたったら火をとめる。
③仕上げる
器に盛り、MCTオイルを加える。

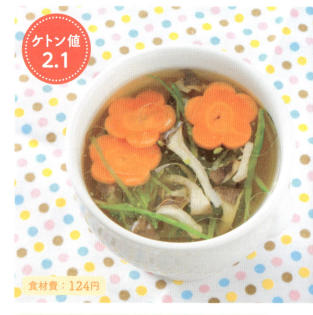

ケトン値 2.1

食材費：124円

> **ケトン食アレンジ**
> 最後にMCTオイルを加えることで、ケトン値0.2→2.1になっています。

学童後期・夕食 ❸

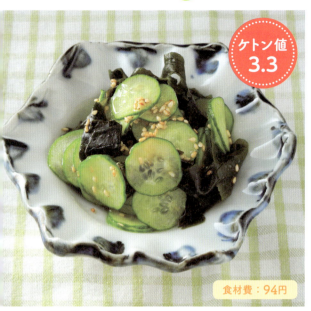

ケトン値 3.3

食材費：94円

ケトン食アレンジ
砂糖を0kcalの甘味料におきかえ、ごま油を通常の倍量にし、最後にMCTオイルをかけることで、ケトン値0.7→3.3になっています。

▎わかめきゅうりごま酢和え　15分

| エネルギー | 94kcal | たんぱく質 | 1.1g |
| 脂質 | 9.2g | 糖質 | 1.1g |

材料
- わかめ（乾）……………2g
- きゅうり……1/3本（30g）
- MCTオイル
  ……………小さじ1弱（4g）

A
- 酢…………大さじ1/2（8g）
- パルスイート カロリーゼロ
  …………小さじ1/3（0.5g）
- しょうゆ…小さじ1/6（1g）
- ごま油………小さじ1（4g）
- 白ごま……小さじ2/3（2g）

作り方
① 下ごしらえする
わかめは水で戻し、食べやすい大きさに切る。きゅうりは輪切りにして塩（分量外）をふっておく。わかめ・きゅうりの水気を絞る。

② 混ぜる
ボウルにAを合わせ、①を加えて混ぜる。

③ 仕上げる
器に盛り、MCTオイルをかける。（MCTオイルは②で混ぜてもよい）。

Column 5

これは使える！そのままおやつに食べられる食品

　ケトン食で適しているおやつには、①ケトン値の高いもの、②糖質の少ないもの、③エネルギーが0kcalのものの3種類のタイプがあります。それぞれの特性を知り、上手に活用しましょう〔紹介した商品は、2018年11月時点のものです（価格は税込で、購入ルートなどにより異なる可能性があります）。価格の変更や終売などの可能性があります）。

①ケトン値の高いもの

　糖質が少なく脂質を多く含むので、ケトン体が産生されやすいことが特徴です。食事と食事の間隔が長くなり、体の中にケトン体が少なくなるときに、補食として食べるときに適しています（表1）。

表1 ケトン値の高い食材の一例

ケトン値	食材	金額（100gあたり）	ケトン値	食材	金額（100gあたり）
3.9	マカダミアナッツ	600円	2.5	油揚げ	330円
3.8	ブラジルナッツ	700円	2.1	カマンベールチーズ	375円
3.7	ピーカンナッツ	700円	2.1	チェダーチーズ	200円
3.6	コーヒーフレッシュ（植物性）	100円	2.1	ピスタチオ	400円
3.5	くるみ	350円	2.0	アーモンド	250円
3.2	ヘーゼルナッツ	600円	2.0	厚揚げ	50円
2.9	ココナッツミルク	63円	2.0	プロセスチーズ	250円
2.8	マスカルポーネチーズ	230円			

　また、市販でもケトン値の高いおやつが売られています。市販品を利用する際には、商品の栄養成分表示を確認することで、ケトン値の目安を計算することができます（図1、2）。

【栄養成分表示からおおよそのケトン値を計算する方法※】

$$\text{ケトン値の目安} = \frac{\text{脂質（g）}}{\text{糖質（g）＋たんぱく質（g）}}$$

脂質の重さを糖質とたんぱく質の重さを足したもので割る

※市販品のケトン値を把握するために、おおよそのケトン値を計算して目安に使います（正確な算定方法はP.11）。

栄養成分表示（1袋120gあたり）		ケトン値の目安
エネルギー	71kcal	
たんぱく質	**1.8g**	
脂質	**3.9g**	$$\frac{3.9}{8.1+1.8} = 0.4$$
炭水化物	9.8g	
―糖質	**8.1g**	
―食物繊維	1.7g	
食塩相当量	0.1g	

図1 栄養成分表示の一例とケトン値の目安の算出方法

ケトン値 3.5　オープン価格/袋
ケトン値 2.7　572円/箱
ケトン値 2.5　97円/本

ロカボスタイル　低糖質スイートナッツ
（サラヤ）

クルミ・アーモンド・ヘーゼルナッツの3種のナッツをラカントとバターなどでコーティングしたミックスナッツです。

糖質84％カットのとろけるショコラ 生チョコ風
（シャトレーゼ）

生チョコレートのようななめらかな口どけで、味も普通のチョコレートと変わらずおいしく食べることができます。

ピザやサラダにもカルパス
（イオン）

そのまま食べることができ、もち運びにも便利なサイズなので、外出先での補食などに持参すると便利です。

ケトン値 2.3　280円/個
ケトン値 2.3　172円/個
ケトン値 2.3　220円/袋

糖質86％カットのショートケーキ
（シャトレーゼ）

普通のスポンジショートケーキに近い食感です。P.130で紹介した、おからパウダーを使ったショートケーキの味に似ています。

糖質82％カットのプリン キャラメルナッツクリーム
（シャトレーゼ）

プリンの部分は、あっさりとした甘さで、トッピングのキャラメルクリームとナッツがアクセントとなって、さっぱりとしたおいしさです。

カマンベール入り ベビー 4P（60g）
（六甲バター）

チーズの中でも、糖質がより少ないカマンベールチーズが含まれています。

ケトン値 2.2　250円/個
ケトン値 2.1　198円/袋
ケトン値 2.1　540円/袋

糖質86％カットのムースケーキ ショコラ＆フランボワーズ
（シャトレーゼ）

ショコラのビターな味わいと、フランボワーズのムースが組み合わさっていることで大人っぽい味となり、おいしく食べることができます。

くるみとココナッツの キャラメリゼ 素焼きアーモンド入り
（ローソン）

キャラメルの風味がきいた厚みのあるココナッツは、さくさくとした食感と甘さがあり、おいしく食べられます。

低糖質豆乳クッキー
（低糖工房）

ほろほろとした食感でやさしい味わいです。ケトン値が高いけれども、油っぽくなく、軽い口あたりです。

ケトン値 2.0　198円/袋
ケトン値 1.5　486円/1,000mL

アーモンドチョコレート （イヌリン使用）
（ローソン）

普通のアーモンドチョコレートと変わらぬおいしさです。大粒のアーモンドで食べごたえがあります。

アーモンド効果 砂糖不使用
（江崎グリコ）

アーモンドの香ばしさが感じられ、あっさりとやさしい味わいです。飲料としてだけでなく、お菓子作りの時に牛乳などの代わりに使用することもできます。

図2　ケトン値の高い市販の食品の一例

②糖質の少ないもの

　最近ではスーパーなどでも、糖質の少ないおやつが売られています。しかし、脂質も少ないものは、ケトン値が低いため、下の例のように脂質の多いものと組み合わせて、ケトン体を産生させやすくしましょう（図3）。

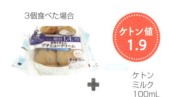

ケトン値 1.2　　ケトン値 2.9

**6P 糖質を考えた
プチシュークリーム**　　151円
（モンテール）　　/袋(6個)

普通のシュークリームのおいしさはそのままで、違和感なくおいしく食べることができます。

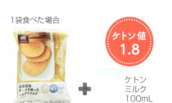

ケトン値 1.3　　ケトン値 2.9

**北海道産チーズを使った
こんがりラスク**　　148円
（ローソン）　　/袋(30g)

塩味がしっかりときいた、ほんのりチーズの味がおいしい、軽いラスクのおやつです。

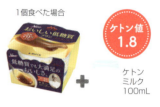

ケトン値 1.1　　ケトン値 2.9

**おいしい低糖質
プリンカスタード**　　135円
（森永乳業）　　/個

低糖質ですが、濃厚なプリンの味わいです。カラメルソースは入っていませんが、プリンの中に含まれているので、プリンとカラメルを一緒に食べたようなおいしさです。

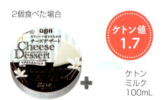

ケトン値 1.1　　ケトン値 2.9

**チーズデザート
マダガスカルバニラ 6P**　　324円
（六甲バター）　　/箱(6個)

バニラ本来の甘い香りが口いっぱいに広がる、レアチーズケーキのようななめらかさが特徴の、優しい甘さのデザートです。

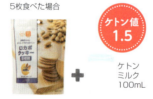

ケトン値 0.8　　ケトン値 2.9

ロカボクッキー　　306円
（デルタインターナショナル）　/袋(10枚)

小麦粉の量を減らし、アーモンドの量を増やすことで、低糖質となっています。アーモンドの風味が感じられる、サクサクしたクッキーでおいしく食べることができます。

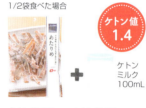

ケトン値 0.9　　ケトン値 2.9

あたりめ　　307円
（ローソン）　　/袋(45g)

するめいかが原材料のため、糖質がほとんど含まれていません。たんぱく質が多いため、ケトン値は低めですが、脂質の多いものを組み合わせることで、ケトン値が高くなります。

ケトン値 1.1　　ケトン値 3.9

**豆乳グルト
プレーンタイプ**　　270円
（マルサン）　　/個(400g)

大豆の素朴な味わいで、そのまま食べるのはもちろんお料理などにも活用いただけます。ケトン値をあげるために、MCTオイルをいれても違和感は少ないです。

ケトン値 1.1　　ケトン値 3.9

**低糖質豆乳飲料
ココア**　　73円
（イオン）　　/本(200mL)

豆乳に甘味料とココアが含まれているため、飲みやすくなっています。他にも色々なフレーバーがあり、種類も豊富です。

図3　糖質の少ない市販の食品と組み合わせ例

③エネルギーが0kcalのもの

　エネルギーが0kcalで、糖質も脂質も含まないため、ケトン体に影響はしません。量を気にせず食べることができるので、普段の食事やおやつだけでは足りない場合に利用しましょう（図4）。

※0kcalのおやつ・飲料について

　市販には、0kcalのおやつ・飲料が多く売られていますが、入れ替わりが激しいため、掲載している商品が終売している可能性もあります。その場合は、食品の栄養成分表示を確認し、右のように、エネルギーが0kcalのものを選びましょう。

栄養成分表示：100gあたり

エネルギー	0kcal
たんぱく質	0.1g
脂質	0g
炭水化物	0.6g
ナトリウム	37mg

栄養成分表示の例

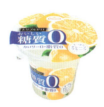

194円
/個（195g）

トリプルゼロ おいしい糖質0 グレープフルーツ

グレープフルーツの味がしっかり感じられ、果汁そのもののような味わいです。甘すぎず、すっきりさわやかなおいしさです。

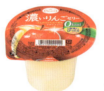

162円
/個（195g）

濃いりんごゼリー 0kcal

さっぱりとしたやさしいりんご風味で、つるっとした食感です。ナタデココのコリコリした食感がアクセントになり、おいしく食べられます。

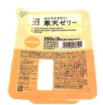

100円
/個（250g）

セブンプレミアム 寒天ゼリーカロリー0 みかん味

やわらかな口当たりの寒天デザートです。みかんの爽やかな香りと酸味で、すっきりとした味わいになっています。

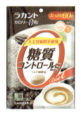

オープン価格
/袋（60g）

ラカントカロリーゼロ飴 ミルク珈琲味

口にいれるとひんやりとした甘さを感じられ、普通のあめのようにおいしく食べることができます。

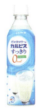

147円
/本（490mL）

ゼロカロリーの『カルピス』すっきり

普通のカルピスよりもすっきりとした味わいで、あと味がさっぱりしています。

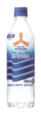

147円
/本（500mL）

三ツ矢サイダー ゼロストロング

普通の三ツ矢サイダーよりも甘さひかえめで、さわやかな味わいです。

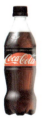

147円
/本（500mL）

コカ・コーラ ゼロ

普通のコカ・コーラよりも炭酸がつよく感じられ、すっきりとしたおいしさです。

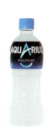

147円
/本（500mL）

アクエリアス ゼロ

甘さがしっかりと感じられ、スポーツドリンクとしておいしくいただけます。

図4　0kcalの市販の食品の一例

成人期にとりたい！

1日のケトン食の食材の目安量

	男性	
	普通食	**ケトン食**
	● エネルギー：2400kcal ● たんぱく質：85g ● 脂質：75g ● 糖質：310g　ケトン値 **0.3**	● エネルギー：2200〜2400kcal ● たんぱく質：60〜65g ● 脂質：195〜210g ● 糖質：30g　ケトン値 **2.5**
穀類 （米、パン、麺、もちなど）	ごはん 7.5 杯 （ごはん 1 杯の目安 100g）	✕ たべません　※低糖質パンなど を食べます
いも類	じゃがいも 1/2 個（55g）	✕ たべません
くだもの類	バナナ 1 本（100g）	レモン果汁など ごく少量
砂糖類	砂糖・みりん・ジャムなど 大さじ 2（18g）	0kcal の甘味料を適量
油脂類	油・バター・マーガリン・ マヨネーズなど 大さじ 2（24g）	油・バター・生クリーム・ マヨネーズ・MCT オイルなど 大さじ 13〜15（155〜180 g） ナッツ類　　　ベーコンなど 小さじ 1.5（4.5g）　多脂性食品 10〜20g
肉類	薄肉 3 枚（60g）	薄肉 3 枚（60g）
魚類	魚 1 切れ（80〜90g）	魚 1 切れ（80〜90g）
たまご類	卵 1 個（50g）	卵 1 個（50g）
大豆・大豆製品	豆腐 1/3 丁強（100g） 油あげ 1/2 枚（10g）	豆腐 1/10 丁強 （20〜30g）
ミルク・乳製品	牛乳 1 本（200mL）　ヨーグルト 1 個	アーモンドミルク 100mL （P.61 参照）　チーズ 1 枚（20g）
野菜類	緑黄色 150 g　　淡色 150 g	緑黄色 150 g　　淡色 150 g　かぼちゃ・れんこん・ コーンなど糖質の多い 食品を除く（P.10 参照）
きのこ・海藻類	好きなだけ たべられます	好きなだけ たべられます
その他調味料	しょうゆ・みそ・ケチャップ、 コンソメ などおいしく味付け	しょうゆ　　　　みそ 大さじ 1（18g）　小さじ 1（6g） コンソメ　　　　オオバコ 小さじ 1（2.8g）　ダイエット 　　　　　　　　（とろみ付け用）少々 その他 だし、ケチャップ・酒など

※ 0kcal 甘味料やオオバコダイエットの使用量に制限はありません　※調味料の組み合わせの方法はそれぞれのメニューによって変更できます

80

	女性	
	普通食	**ケトン食**
	● エネルギー：1950kcal ● たんぱく質：70g ● 脂質：65g ● 糖質：250g **ケトン値 0.3**	● エネルギー：1800～2000kcal ● たんぱく質：50～65g ● 脂質：160～170g ● 糖質：30g **ケトン値 2.5**
穀類 （米、パン、麺、もちなど）	ごはん5杯強 （ごはん1杯の目安100g）	✕ たべません　※低糖質パンなどを食べます
いも類	じゃがいも1/2個（55g）	✕ たべません
くだもの類	バナナ1本（100g）	レモン果汁など ごく少量
砂糖類	大さじ　砂糖・みりん・ジャムなど 大さじ2（18g）	0kcalの甘味料を適量
油脂類	大さじ　油・バター・マーガリン・ マヨネーズなど 大さじ2（24g）	大さじ　油・バター・生クリーム・ マヨネーズ・MCTオイルなど 大さじ10～12（120～145g） ナッツ類 小さじ1.5（4.5g）　ベーコンなど 多脂性食品10～20g
肉類	薄肉2枚（40g）	薄肉2枚（40g）
魚類	魚1切れ（80～90g）	魚1切れ（80～90g）
たまご類	卵1個（50g）	卵1個（50g）
大豆・大豆製品	豆腐1/3丁強（100g） 油あげ1/2枚（10g）	豆腐1/10丁強 （20～30g）
ミルク・乳製品	牛乳1本（200mL）　ヨーグルト1個	アーモンドミルク100mL （P.61参照）　チーズ1枚（20g）
野菜類	緑黄色150g　淡色150g	緑黄色150g　淡色150g　かぼちゃ・れんこん・コーンなど糖質の多い食品を除く（P.10参照）
きのこ・海藻類	好きなだけ たべられます	好きなだけ たべられます
その他調味料	しょうゆ・みそ・ケチャップ、 コンソメ などおいしく味付け	大さじ　しょうゆ　大さじ1（18g）　小さじ　みそ　小さじ1（6g） 小さじ　コンソメ　小さじ1（2.8g）　オオバコ ダイエット（とろみ付け用）少々 その他 だし、ケチャップ・酒など

※ 0kcal甘味料やオオバコダイエットの使用量に制限はありません　※調味料の組み合わせの方法はそれぞれのメニューによって変更できます

成人期 1日分の献立

朝食

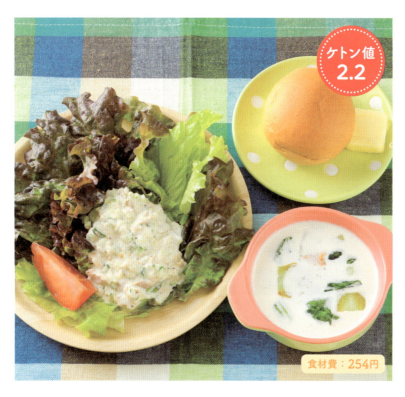

ケトン値 2.2

- 低糖質パン（市販 P.60）＋バター10g
- ツナサラダ
- アーモンドミルクスープ

エネルギー	566kcal
たんぱく質	18.6g
脂質	49.4g
糖質	7.9g

食材費：254円

昼食

- 揚げ焼き麺
- 麻婆豆腐
- わかめもやしスープ
- 白菜中華風和え物

エネルギー	566kcal
たんぱく質	20.8g
脂質	46.7g
糖質	7.1g

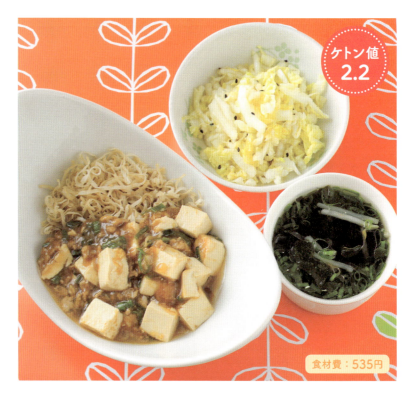

ケトン値 2.2

食材費：535円

夕食

- お好み焼き（P.99）
- ひじき炒め煮
- 炒め汁
  （水菜、にんじん）

エネルギー	806kcal
たんぱく質	18.7g
脂質	73g
糖質	9g

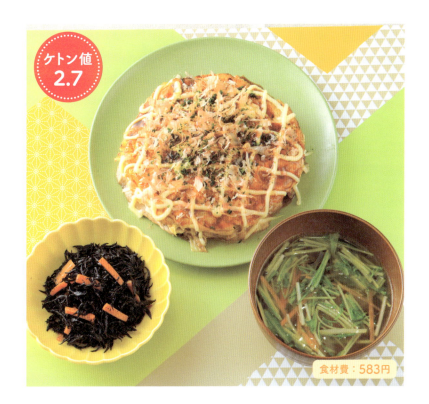

ケトン値 2.7

食材費：583円

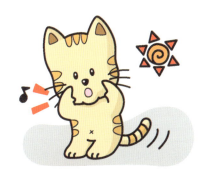

1日分の

エネルギー	1,938kcal	たんぱく質	58.1g
脂質	169.1g	糖質	24g

ケトン値 2.4

食材費 1,372円

成人期・朝食 ①

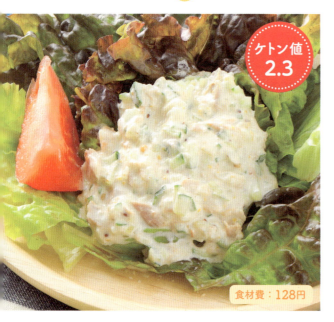

ツナサラダ

⏱ 10分

エネルギー	297kcal	たんぱく質	8.9g
脂質	26.9g	糖質	4.3g

ケトン値 2.3

食材費：128円

材料
- ツナ ……… 1/2缶 (40g)
- きゅうり ……… 1/5本 (20g)
- 玉ねぎ ……… 10g
- マスタード ……… 小さじ1 (5g)
- マヨネーズ ……… 大さじ2 (24g)
- トマト ……… 20g
- サニーレタス ……… 2枚 (20g)

作り方
①下ごしらえ
きゅうりは板ずりにしてみじん切りにする（塩は分量外）。玉ねぎはみじん切りにして水にさらし、水気をきる。
②和える
ボウルにツナ・きゅうり・玉ねぎを入れ、マヨネーズ・マスタードを加えて混ぜる。
③仕上げる
器にサニーレタスをしき、②をのせてトマトを飾る。

> **ケトン食アレンジ**
> マヨネーズを通常の倍量にすることで、ケトン値1.9→2.3になっています。

成人期・朝食 ②

アーモンドミルクスープ

⏱ 15分

エネルギー	143kcal	たんぱく質	5.3g
脂質	12.8g	糖質	1.3g

材料
- ベーコン ……… 1枚 (15g)
- チンゲン菜 ……… 20g
- 油 ……… 小さじ1/4 (1g)
- コンソメスープの素 ……… 小さじ2/3 (2g)
- 塩 ……… 少々
- こしょう ……… 少々
- 濃いアーモンドミルク (P.61) ……… 120mL

作り方
①下ごしらえする
ベーコンは1cm幅に切る。チンゲン菜は3cm長さに切る。
②煮る
鍋に油を熱し、ベーコンとチンゲン菜のくきの部分を炒める。ベーコンの香りがたったら水、コンソメスープの素を加えて煮る。ひと煮立ちしたらチンゲン菜の葉、塩・こしょうを加える。火をとめてアーモンドミルクを加えて混ぜる。

> **ケトン食アレンジ**
> 牛乳のかわりに濃いアーモンドミルク(P.61)を使用することで、ケトン値1.1→2.6になっています。

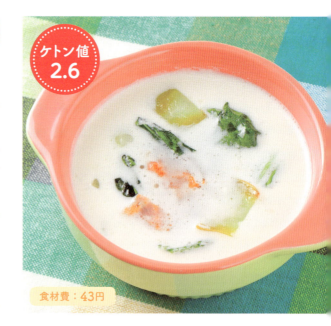

ケトン値 2.6

食材費：43円

> **一口メモ**
> 通常の砂糖不使用のアーモンドミルクを用いる場合は、MCTオイルを2g加えると、同等のケトン値になります

成人期・昼食 ①

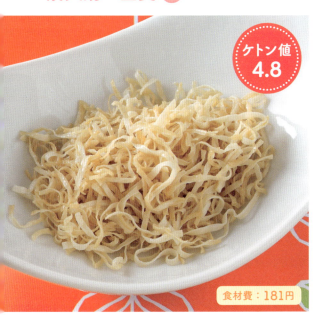

ケトン値 **4.8**

食材費：181円

■ 揚げ焼き麺

⏱ 15分

エネルギー	145kcal	たんぱく質	2.4g
脂質	13.4g	糖質	0.0g

材料
糖質0麺 …… 1袋（180g）
ごま油 …… 大さじ1（12g）

作り方
①下ごしらえする
糖質0麺を水洗いし、水気を切る。キッチンペーパーで水気をふき、適当な長さに切る。
②揚げ焼きにする
ごま油を熱し、①を入れて揚げ焼きにする。

> **ケトン食アレンジ**
> 糖質0麺を使い、焼き油を増やして揚げ焼きにすることで、ケトン値0.2→4.8になっています。

成人期・昼食 ②

■ 麻婆豆腐

⏱ 20分

エネルギー	273kcal	たんぱく質	16.5g
脂質	19.8g	糖質	3.5g

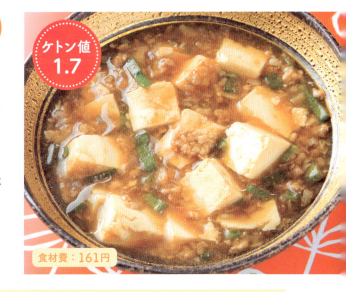

ケトン値 **1.7**

食材費：161円

材料
木綿豆腐 …… 1/2丁（150g）
白ねぎ …… 10g
にんにく …… 0.5g
しょうが …… 1g
青ねぎ …… 5g
A ┌ 赤みそ …… 小さじ1弱（5g）
　│ パルスイート カロリーゼロ …… 小さじ1/3（1g）
　└ コンソメスープの素 …… 小さじ1/3（1g）
水 …… カップ1（200mL）
粉とうがらし …… 少々
しょうゆ …… 小さじ2/3（4g）
油 …… 小さじ1（4g）
豚ひき肉 …… 30g
オオバコダイエット …… 小さじ1/6（0.5g）
ごま油 …… 小さじ1/2（2g）
MCTオイル …… 小さじ1/2弱（2g）

作り方
①下ごしらえをする
木綿豆腐を1.5cm角に切る。白ねぎ・にんにく・しょうがはみじん切りにする。青ねぎは小口切りにする。Aを合わせておく。
②炒める
フライパンに油を熱し白ねぎ・にんにく・しょうがを入れて炒める。香りがたったら豚ひき肉を加えて炒める。肉の色が変わったらAを加える。
③煮る
②が煮立ったら豆腐を加えて煮る。豆腐が温まったらオオバコダイエットを加えてとろみをつける。火を止めてごま油を入れて混ぜ、青ねぎを散らす。
④仕上げる
器に盛り、MCTオイルをかける。

> **ケトン食アレンジ**
> 砂糖のかわりに0kcalの甘味料、とろみつけにオオバコダイエットを使用し、MCTオイルをかけることで、ケトン値1.1→1.7になっています。

成人期・昼食 ③

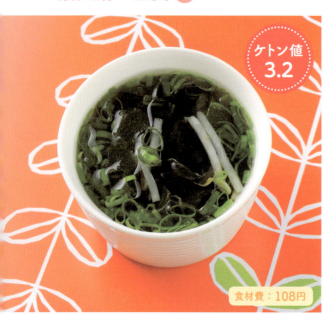

ケトン値 3.2

食材費：108円

ケトン食アレンジ
最後にMCTオイルを加えることで、ケトン値0.3→3.2になっています。

わかめもやしスープ

10分

エネルギー	82kcal	たんぱく質	0.7g
脂質	8.1g	糖質	1.2g

材料
- 青ねぎ……………5g
- もやし……………10g
- カットわかめ……小さじ1 (1g)
- コンソメスープの素……小さじ1/2弱 (1.2g)
- 水……………(140mL)
- しょうゆ……小さじ1/3 (2g)
- 酒……………小さじ1/2弱 (2g)
- MCTオイル……小さじ2弱 (8g)

作り方
①野菜を切る
青ねぎを小口切りにする。
②煮る
鍋に水、コンソメスープの素を入れて火にかける、煮立ったらしょうゆ・酒を入れ、もやしを加えて煮る。もやしがしんなりしたら青ねぎ・わかめを入れて火をとめる。
③仕上げる
器に盛り、MCTオイルを加える。

成人期・昼食 ④

白菜中華風和え物

10分

エネルギー	66kcal	たんぱく質	1.2g
脂質	5.4g	糖質	2.4g

材料
- 白菜……………1枚 (100g)
- A
  - しょうゆ……小さじ1弱 (5g)
  - 酢……………小さじ1 (5g)
  - パルスイート カロリーゼロ……小さじ1/10 (0.3g)
- ごま油……小さじ1/4 (1g)
- 黒ごま……小さじ1/6 (0.5g)
- MCTオイル……小さじ1弱 (4g)

作り方
①下ごしらえをする
白菜は細切りにしてボウルに入れ、塩（分量外）を加えて混ぜる。しばらくして水分が出てきたら、しっかり絞る。
②混ぜる
ボウルにAを合わせ、①を加えて混ぜる。仕上げにMCTオイルをかける。

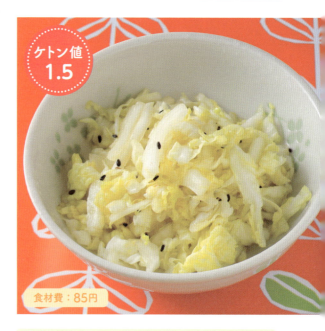

ケトン値 1.5

食材費：85円

ケトン食アレンジ
砂糖のかわりに0kcalの甘味料を使用し、仕上げにMCTオイルをかけることで、ケトン値0.4→1.5になっています。

成人期・夕食 ❶

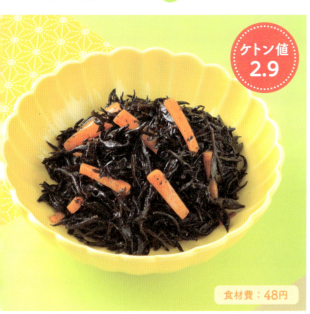

ケトン値 2.9

食材費：48円

ひじき炒め煮

10分
乾物を戻す時間は含みません

エネルギー	57kcal	たんぱく質	0.7g
脂質	5.2g	糖質	0.8g

材料
ひじき（乾）……………5g
にんじん……………5g
ごま油　　小さじ1/4（1g）
油　　　　　小さじ1（4g）
だし汁……大さじ1（15g）
パルスイート カロリーゼロ
　　　……小さじ1/3弱（0.9g）
しょうゆ
　　　………小さじ1/3（2g）

作り方
①下ごしらえをする
ひじきは水30mL程度で硬めに戻し、水気をきる。にんじんは細切りにする。
②煮る
ごま油・油を熱し、ひじき・にんじんを入れて炒める。油がなじんだらだし汁・パルスイート・しょうゆを加え、煮汁がなくなるまで煮る。

> **ケトン食アレンジ**
> 砂糖のかわりに0kcalの甘味料を使用し、炒め油を2倍量にすることで、ケトン値0.7→2.9になっています。

成人期・夕食 ❷

炒め汁（水菜・にんじん）

20分

エネルギー	107kcal	たんぱく質	1.4g
脂質	10.2g	糖質	1.7g

材料
水菜……………………20g
にんじん………………15g
ごま油　　小さじ1/2（2g）
だし汁……………120mL
しょうゆ
　　　…小さじ1弱（5g）
塩………………………少々
MCTオイル
　　　…小さじ2弱（8g）

作り方
①下ごしらえをする
水菜は3cm長さに切る。にんじんはせん切りにする。
②煮る
ごま油を熱し、にんじんを炒める。油がなじんだらだし汁・しょうゆ・塩を加える。煮立ったら水菜を加えて軽く煮て火をとめる。
③仕上げる
器に盛り、MCTオイルを加える。

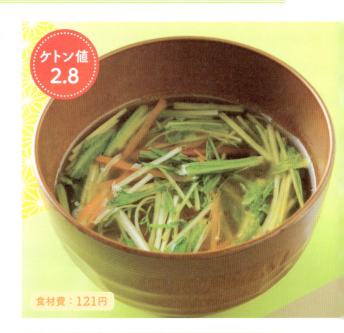

ケトン値 2.8

食材費：121円

> **ケトン食アレンジ**
> 炒め油を通常の倍量にし、MCTオイルを加えることで、ケトン値1.0→2.8になっています。

Column 6

外食の工夫

外食の時はポイントをおさえれば、家族と一緒においしく食べて楽しい時間をすごすことができます。

お店選びのポイント	ケトン食にアレンジするポイント
麺類、寿司、ハンバーガー、丼物、粉もの（お好み焼き、たこ焼き）の店は、糖質主体となり、選択できるメニューがないため、ケトン食には適しません。	①主食は食べない ②糖質の多い料理を食べない 　（甘いデザートや芋類など） ③ケトンフォーミュラやMCTオイルを持参する ④ケトン値が高い食品を持参する ⑤前後の食事でしっかりケトン値を上げて調整する

（1）ファミリーレストラン編

メニューを選ぶ際は、巻末の付録2などを参考に、ケトン値が高い食材を使っているものを選択します。例えば魚と肉では、肉の方が魚よりケトン値が高い傾向にあります。

ステーキセットメニューのアレンジ例

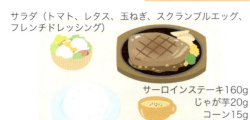

サラダ（トマト、レタス、玉ねぎ、スクランブルエッグ、フレンチドレッシング）
サーロインステーキ160g
じゃが芋20g
コーン15g
ブロッコリー
ごはん200g
オニオンスープ

全て食べた場合のおよその栄養量
- エネルギー　約1034kcal
- 糖質　約84.8g
- 脂質　約55.6g
- ケトン値　約0.6

↓ 添えの芋類やコーンは除く

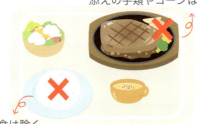

主食は除く

ご飯・添えのじゃがいもを除いて食べた場合
- エネルギー　約683kcal
- 糖質　約7.9g
- 脂質　約55.0g
- ケトン値　約2.0

↓ 添えの芋類やコーンは除く

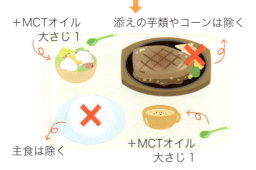

+MCTオイル 大さじ1
主食は除く
+MCTオイル 大さじ1

ご飯を除いてMCTオイル+ケトン値が高い食品を持参した場合（スティックゼリー2本）
- エネルギー　約1025kcal
- 糖質　約7.9g
- 脂質　約96.6g
- ケトン値　約2.8

＋スティックゼリー2本（P.8）

スティックゼリー
カロリータイプ2本分
160kcal（脂質17.6g）

（2）焼き肉編

肉は部位によってケトン値が異なります。脂肪の多いばら肉はケトン値が高くなります。反対に脂肪の少ない赤身の肉（ももなど）はケトン値が比較的低くなります。

焼き肉メニューのアレンジ例

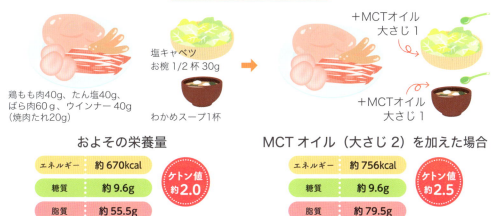

（3）居酒屋編

居酒屋では様々なメニューが選択できますが、選ぶ際のポイントがいくつかあります。食材については、鶏皮などケトン値が高いものを選択しましょう。味付けについては、塩やコンソメ、中華味のものを選びます。たれ・ソース・みそ味やとろみのある料理は、糖質が多く含まれておりケトン値が下がりやすいため、食べ過ぎないように注意します。

居酒屋メニューのアレンジ例

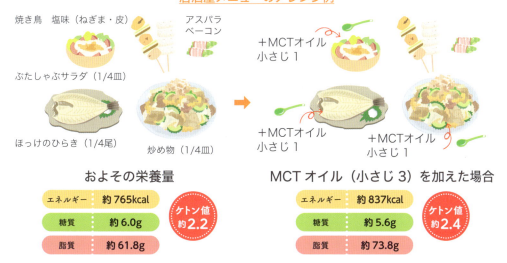

（4）和食編

定食などで魚を選ぶ場合は、焼き魚や刺身に持参したMCTオイルをかけることでケトン値を上げることができます。主食であるご飯は食べないようにします。

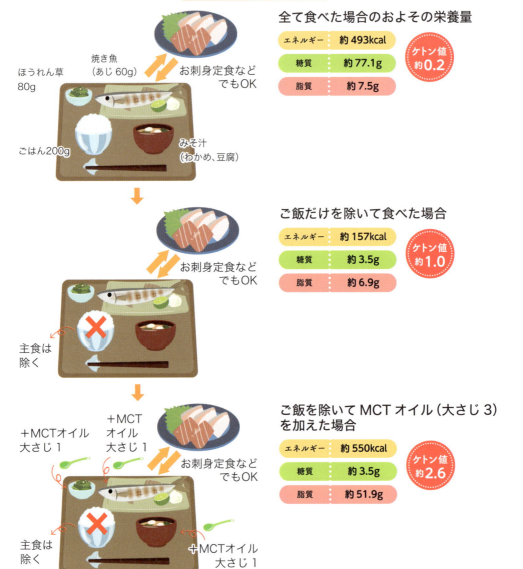

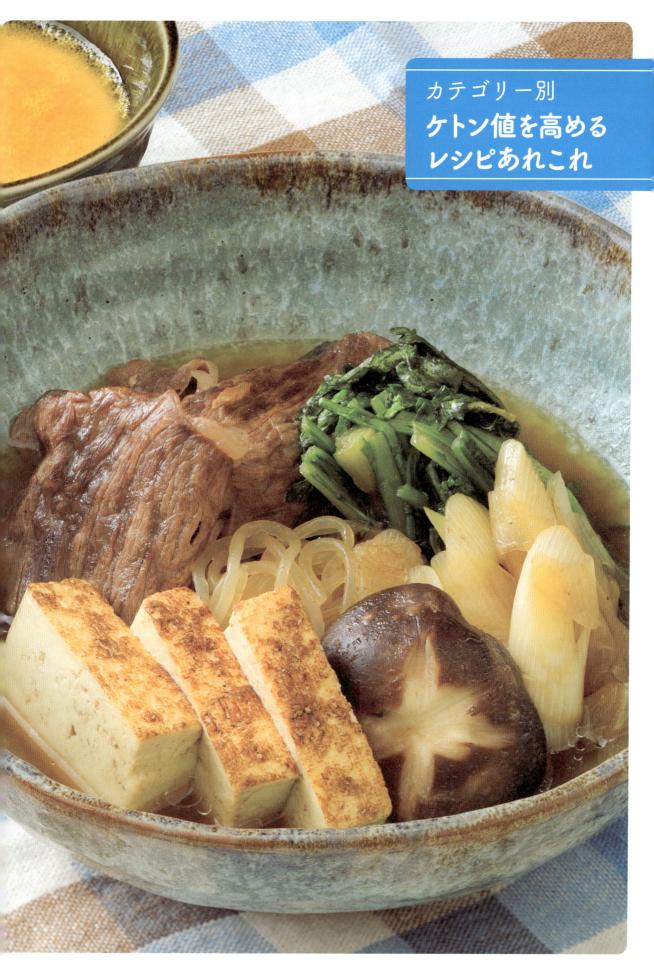

カテゴリー別
**ケトン値を高める
レシピあれこれ**

主食　ケトンフォーミュラあり ①

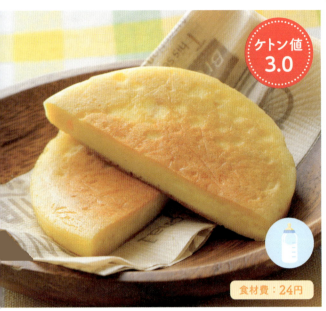

ケトン値 3.0

食材費：24円

ケトンパン

⏱ 15分

エネルギー	171kcal	たんぱく質	3.7g
脂質	16.5g	糖質	1.7g

材料
ケトンフォーミュラ …… 大さじ3と2/3（15g）
生クリーム … 小さじ2（10g）
卵 …………………… 10g
油 …………………… 0.2g

作り方
①生地をつくる
ケトンフォーミュラ・生クリーム・卵を合わせて混ぜる。
②成形する
オーブンシートに油を薄くしき、①を円形にのせる。
③焼く
180℃に温めたオーブンで5分焼く。オーブンがない場合は、フライパンで弱火で15分ほどゆっくり焼く。

一口メモ
フライパンで焼くときに100円ショップの小さい薄手のシリコン型を使用するときれいに焼きあがります（シリコン型に生地をいれ、フライパンで弱火でじっくり焼きます）。焼き型を使用する場合は、下にオーブンシートをしいて焼いてください。

ケトン食アレンジ
小麦粉のかわりにケトンフォーミュラを使用することでケトン値0.9→3.0になっています。

主食　ケトンフォーミュラあり ②

ケトンチーズスフレ

⏱ 15分

エネルギー	219kcal	たんぱく質	7.2g
脂質	19.9g	糖質	1.8g

材料
ケトンフォーミュラ …… 大さじ3と3/4（15g）
生クリーム …… 小さじ2（10g）
卵 ………… 1/2個弱（20g）
パルスイート カロリーゼロ …… 小さじ1と1/3（4g）
とけるチーズ …… 小さじ1と1/2強（10g）

作り方
①生地をつくる
ケトンフォーミュラ・生クリーム・卵・パルスイート・チーズを合わせて混ぜる。
②成形する
耐熱性の型に①を流し入れる。
③焼く
180℃に温めたオーブンで10分焼く。オーブンがない場合は、フライパンで弱火で15分ほどゆっくり焼く。

ケトン食アレンジ
小麦粉のかわりにケトンフォーミュラを使用し、0kcalの甘味料を用いることでケトン値0.4→2.7になっています。

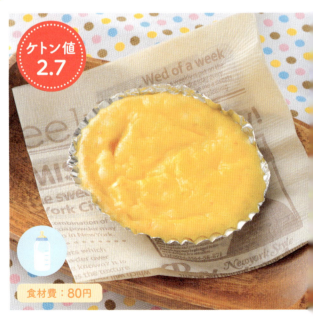

ケトン値 2.7

食材費：80円

一口メモ
オーブンで焼く場合、チーズは生地に練りこまず、上からかけて焼いてもOKです。

主食　ケトンフォーミュラあり ③

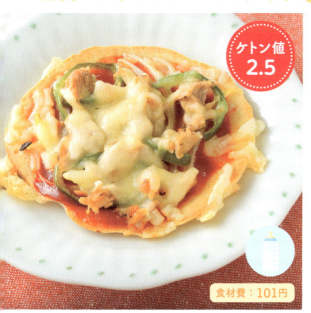

ケトン値 **2.5**

食材費：101円

ケトン食アレンジ
小麦粉のかわりにケトンフォーミュラを使用し、生地に生クリームを用いることで、ケトン値0.8→2.5になっています。

ケトンピザ（ツナ・ピーマン・玉ねぎ） 25分

エネルギー	334kcal	たんぱく質	10.5g
脂質	30.2g	糖質	3.8g

材料
- ケトンフォーミュラ ……… 大さじ3と2/3（15g）
- 生クリーム ……… 小さじ2（10g）
- 卵 ……… 1/2個弱（20g）
- 玉ねぎ ……… 10g
- ピーマン ……… 5g
- 油 ……… 小さじ1/4（1g）
- ケチャップ ……… 小さじ1弱（4g）
- ツナ（油漬） ……… 10g
- とけるチーズ ……… 小さじ2強（15g）
- マヨネーズ ……… 小さじ2（8g）
- 塩 ……… 少々
- こしょう ……… 少々

作り方
①生地をつくる
ケトンフォーミュラ・生クリーム・卵を合わせて混ぜる。
②野菜を切る
玉ねぎは薄切りにする。ピーマンは輪切りにする。
③成形する
オーブンシートに油を薄くしき、①を円形にのせる。ケチャップを塗り、玉ねぎ・ピーマン・ツナをのせてチーズをちらす。マヨネーズをのせ、塩・こしょうをふる。
④焼く
180℃に温めたオーブンで5分焼く。オーブンがない場合は、フライパンで弱火で15分ほどゆっくり焼く。

主食　ケトンフォーミュラあり ④

ケトンお好み焼き 20分

エネルギー	369kcal	たんぱく質	7.8g
脂質	34.9g	糖質	5.0g

材料
- キャベツ ……… 1/4枚（15g）
- 青ねぎ ……… 3g
- ケトンフォーミュラ ……… 大さじ5（20g）
- 生クリーム ……… 小さじ4（20g）
- 卵 ……… 1/3個強（15g）
- 油 ……… 0.2g
- ベーコン ……… 1/2枚（10g）
- 中濃ソース ……… 小さじ1（6g）
- マヨネーズ ……… 小さじ2（8g）
- かつお節 ……… 1/3パック（1g）
- 青のり ……… 少々

作り方
①野菜を切る
キャベツはせん切りにする。青ねぎはみじん切りにする。
②生地をつくる
①にケトンフォーミュラ・生クリーム・卵を合わせて混ぜる。
③焼く
フライパンにオーブンシートをしき、油をぬり、その上に②を丸く流し入れて弱火で焼く。ベーコンはフライパンの余ったスペースで焼く。片面が焼けたらベーコンをのせて、裏返して焼く。

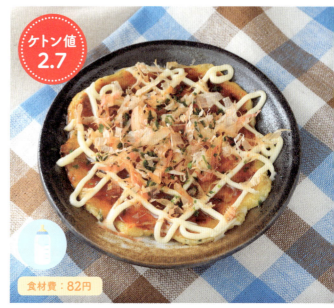

ケトン値 **2.7**

食材費：82円

④仕上げる
器に盛り、ソース・マヨネーズ・かつお節・青のりをかける。

ケトン食アレンジ
小麦粉のかわりにケトンフォーミュラを使用し、生地に生クリームを加えることでケトン値0.6→2.7になっています。

主食　ケトンフォーミュラなし ①

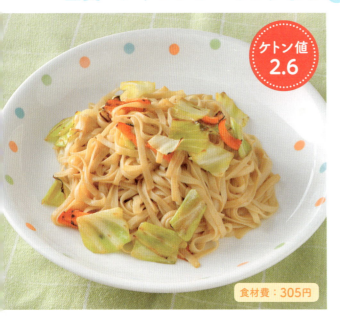

ケトン値 2.6

食材費：305円

焼きうどん

⏱ 15分

エネルギー	249kcal	たんぱく質	4.7g
脂質	21.5g	糖質	3.4g

材料
- 糖質0麺（平麺）……1袋（180g）
- キャベツ……1/2枚（30g）
- にんじん……10g
- 油……小さじ2（8g）
- 酒……小さじ1と1/2強（8g）
- しょうゆ……小さじ2（12g）
- 顆粒和風だしの素……小さじ1/3（1g）
- MCTオイル……大さじ1弱（12g）

作り方
① 下ごしらえをする
糖質0麺は水洗いして水気をきる。キャベツは1cm幅に切る。にんじんは短冊切りにする。
② 炒める
フライパンに油を熱し、キャベツ・にんじんを炒める。にんじんに火が通ったら糖質0麺を入れる。全体に油がなじんだら酒・しょうゆ・顆粒和風だしを加えて炒め合わせて火をとめる。MCTオイルをかけ、よく混ぜて器に盛りつける。

ケトン食アレンジ
うどんのかわりに糖質0麺を使用し、仕上げにMTCオイルをかけることで、ケトン値0.1→2.6になっています。

一口メモ
いか10g、えび10g、豚バラ肉20g、かつおぶし1gを入れるとシーフード焼きうどんになります（ケトン値2.4）。

主食　ケトンフォーミュラなし ②

トマトクリームベーコンパスタ

⏱ 15分

エネルギー	487kcal	たんぱく質	7.5g
脂質	43.9g	糖質	10.5g

材料
- 糖質0麺（丸麺）……1袋（180g）
- ベーコン……1枚半（30g）
- しいたけ……20g
- 玉ねぎ……20g
- バター……大さじ1（12g）
- 生クリーム……大さじ2強（30g）
- ケチャップ……大さじ2（30g）
- MCTオイル……小さじ2弱（8g）
- パセリ（乾）……少々

作り方
① 下ごしらえをする
糖質0麺は水洗いして水気をきる。ベーコンは1cm幅に切る。しいたけ・玉ねぎは薄切りにする。
② 炒める
フライパンにバターを入れて火にかけ、バターが溶けたらベーコン・しいたけ・玉ねぎを炒める。玉ねぎが透き通ってきたら糖質0麺を加えて軽く炒め、生クリーム・ケチャップを加えて混ぜ、火をとめる。MCTオイルを加えて混ぜる。
③ 仕上げる
器に盛り、パセリをちらす。

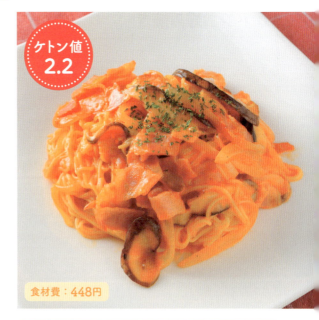

ケトン値 2.2

食材費：448円

ケトン食アレンジ
パスタのかわりに糖質0麺を使用し、バターと生クリームを通常の2倍量使用し、仕上げにMCTオイルを加えることでケトン値0.4→2.2になっています。

主食　ケトンフォーミュラなし ③

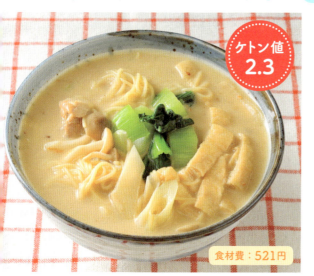

ケトン値 **2.3**

食材費：521円

あったかごまみそうどん

エネルギー	575kcal	たんぱく質	23.3g
脂質	48.4g	糖質	5.3g

15分

作り方
①下ごしらえをする
鶏肉は2cm幅、油揚げは1cm幅に切る。しめじは小房に分ける。白ねぎは1cm幅の斜め切りにする。チンゲン菜は3cmの長さに切り茹でる。Aを合わせ、少量のだし汁でのばしあわせ調味料をつくっておく。糖質0麺は水洗いして水気を切る。
②具を炒める
フライパンにごま油を熱し、鶏肉を皮目から入れて焼く。焼き色がついたら裏返して焼き色をつける。その他の食材を加えて炒める。
③つゆをつくる
②にだし汁と①の合わせ調味料を入れて煮る。
④仕上げる
糖質0麺の水気をきって器に盛り、③をかける。MCTオイルをかける。

材料
鶏もも肉（皮つき）	1/6枚(40g)
しめじ	20g
白ねぎ	20g
チンゲン菜	40g
油揚げ	1枚(20g)
糖質0麺（丸麺）	1袋(180g)
ごま油	小さじ1(4g)
だし汁	カップ2と1/2(500mL)
A 練りごま	大さじ2(30g)
A 赤みそ	大さじ1/2(9g)
A しょうゆ	小さじ1弱(5g)
A 白ごま	小さじ1(3g)
MCTオイル	大さじ1弱(12g)

ケトン食アレンジ
中華そばのかわりに糖質0麺を使用し、具材を油で炒めてMCTオイルを加えることで、ケトン値0.6→2.3になっています。

主食　ケトンフォーミュラなし ④

チーズカレーうどん
15分

エネルギー	312kcal	たんぱく質	9.2g
脂質	27.1g	糖質	3.3g

材料
糖質0麺（平麺）	1袋(180g)
ソーセージ	1本(20g)
キャベツ	1/3枚(20g)
にんじん	10g
バター	小さじ1/2(2g)
生クリーム	小さじ1弱(5g)
A コンソメスープの素	小さじ2/3(2g)
A 水	カップ1/4(50mL)
A カレー粉	小さじ1/2(1g)
とけるチーズ	大さじ1弱(15g)
MCTオイル	大さじ1弱(12g)

作り方
①下ごしらえをする
糖質0麺は水洗いして水気をきる。ソーセージは斜め切り、キャベツはざく切り、にんじんは短冊切りにする。
②ソースをつくる
鍋にバターを入れて火にかけ、バターが泡立って香りがたったらソーセージ・キャベツ・にんじんを加えて炒める。にんじんに火が通ったらAを加えて煮る。煮立ったら生クリーム・チーズを加え少し煮詰める。
③仕上げる
糖質0麺を加えて混ぜ、ソースが麺に絡んだら火をとめる。MCTオイルを加えて混ぜる。

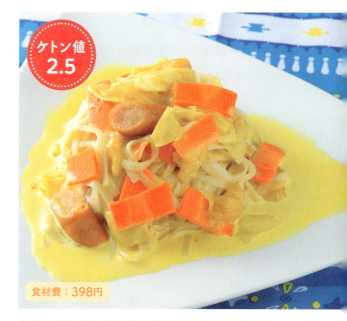

ケトン値 **2.5**

食材費：398円

ケトン食アレンジ
パスタを糖質0麺におきかえ、生クリームとMCTオイルを加えることで、ケトン値0.3→2.5になっています。

主食　ケトンフォーミュラなし ⑤

クリームボロネーゼ　⏱15分

エネルギー	569kcal	たんぱく質	11.3g
脂質	51.2g	糖質	8.6g

ケトン値 2.5

食材費：482円

材料
糖質0麺（平麺）	1袋（180g）
玉ねぎ	1/4個（45g）
にんじん	15g
しいたけ	20g
A［オリーブ油	小さじ1（4g）
バター	小さじ2（8g）］
オリーブ油	大さじ1（12g）
牛ひき肉	（40g）
ケチャップ	小さじ2（10g）
コンソメスープの素	小さじ1/2（1.5g）
こしょう	少々
生クリーム	大さじ1と小さじ1（20g）
バター	大さじ1（12g）
パセリ（乾）	少々

作り方
①下ごしらえをする
糖質0麺は水洗いして水気をきる。野菜はみじん切りにする。
②麺に油・バターをからめる
フライパンにAのオリーブ油を熱し、バターを加える。バターが溶けたら糖質0麺を加えて混ぜ、取り出す。
③ソースをつくる
フライパンにオリーブ油を熱し、牛ひき肉を炒める。肉の色が変わったら玉ねぎ・にんじん・しいたけを加えて炒め、玉ねぎが透き通ったらケチャップ・コンソメ・こしょうを加えて炒める。生クリームを加えて軽く煮る。
④仕上げる
③に②を入れ、バターを加えて混ぜる。器に盛り、パセリをちらす。

> **ケトン食アレンジ**
> パスタのかわりに糖質0麺を使用し、炒め油、生クリーム、バターを通常の2〜3倍量にすることで、ケトン値0.5→2.5になっています。

主食　ケトンフォーミュラなし ⑥

とんこつ風ラーメン　⏱15分

エネルギー	579kcal	たんぱく質	11.6g
脂質	53.7g	糖質	4.5g

ケトン値 2.8

食材費：436円

材料
糖質0麺（丸麺）	1袋（180g）
豚ばら薄切り肉	3枚（50g）
わかめ（乾）	1g
紅しょうが	小さじ1（3g）
ごま油	大さじ1（12g）
おろしにんにく	1g
緑豆もやし	10g
A［みそ	小さじ1と1/3（8g）
生クリーム	カップ1/4（50mL）
牛乳	カップ1/4弱（50mL）］
B［中華スープの素	小さじ2/3（2g）
水	カップ1/2（100mL）］

作り方
①下ごしらえをする
糖質0麺は水洗いして水気をきる。豚肉は一口大に切る。わかめは戻す。紅しょうがはせん切りにする。Aは合わせておく。
②スープをつくる
鍋にごま油・にんにくを入れて火にかける。香りが立ったら豚肉を炒める。肉の色が変わったらBを加えて煮る。煮立ったらAを加え、再び煮立ったら糖質0麺を入れて温める。
③仕上げる
器に盛り、わかめ、もやし、紅しょうがをのせる。

> **ケトン食アレンジ**
> 中華そばのかわりに糖質0麺、肉は脂身の多いばら肉にし、生クリームを加え、炒め油を通常の倍量にすることでケトン値0.2→2.8になっています。

主食　ケトンフォーミュラなし ⑦

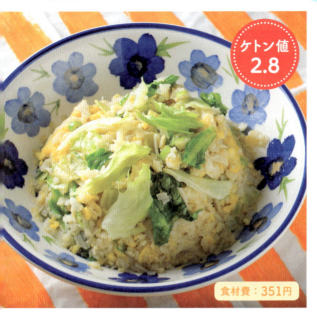

ケトン値 2.8

食材費：351円

かにレタスチャーハン　⏱15分

エネルギー	358kcal	たんぱく質	12.5g
脂質	30.7g	糖質	1.8g

材料
- 糖質0麺（平麺）……1袋（180g）
- 卵……………………1個（50g）
- かに（缶）……大さじ1（20g）
- 青ねぎ………………………10g
- レタス………………1枚（30g）
- ごま油………大さじ1（12g）
- 油……………大さじ1（12g）
- コンソメスープの素
　　　　　　……小さじ1/3（1g）
- 塩………………………………少々
- しょうゆ……小さじ1弱（5g）

作り方
①下ごしらえをする
糖質0麺は水洗いして水気をきって細かく切る。卵は溶きほぐす。かには粗くほぐす。青ねぎは小口切りにする。レタスは一口大にちぎる。

②炒める
ごま油・油を熱し、卵を流し入れて大きくかき混ぜる。卵が半熟状になったら糖質0麺を加えて炒め合わせる。かにを加えて炒め、全体に油がなじんだらコンソメ・塩・しょうゆを入れる。ねぎ・レタスを加えて軽く炒め、レタスの色が鮮やかになったら火を止める。

> **ケトン食アレンジ**
> ご飯のかわりに細かくきざんだ糖質0麺を使用し、炒め油・ごま油を3倍量にすることで、ケトン値0.2→2.8になっています。

主食　ケトンフォーミュラなし ⑧

オムライス　⏱20分

エネルギー	597kcal	たんぱく質	13.4g
脂質	53.9g	糖質	8.1g

材料
- 糖質0麺（平麺）……1袋（180g）
- ベーコン………1枚半（30g）
- 玉ねぎ………1/8個（25g）
- ピーマン……1/3個（12g）
- にんじん……………………15g
- オリーブ油……大さじ1（12g）
- 塩………………………………少々
- コンソメスープの素
　　　　　　……小さじ2/3（2g）
- こしょう………………………少々
- 卵……………………1個（50g）
- MCTオイル……小さじ1弱（4g）
- バター………大さじ2（24g）
- ケチャップ……大さじ1（15g）

作り方
①下ごしらえをする
糖質0麺は水洗いして水気をきって細かく切る。ベーコンは1cm幅に切る。玉ねぎ・ピーマン・にんじんはみじん切りにする。

②具をつくる
フライパンにオリーブ油を熱し、ベーコン・玉ねぎ・ピーマン・にんじんを入れて炒める。火が通ったら糖質0麺を加えて混ぜ、コンソメ・塩・こしょうを加え、器に盛る。

③卵でくるむ
卵を溶きほぐし、MCTオイルを加えて混ぜる。②のフライパンにバターを入れて火にかけ、バターが溶けたら、卵液を流し入れてかき混ぜる。卵が固まりきらないうちに②にのせる。ケチャップをかける。

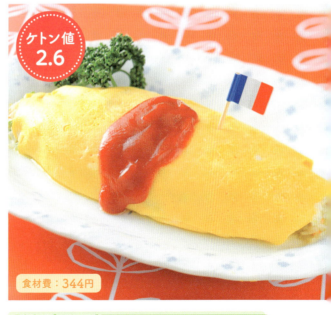

ケトン値 2.6

食材費：344円

> **ケトン食アレンジ**
> ご飯のかわりに細かくきざんだ糖質0麺を使用し、オリーブ油・バターを通常の3倍量にし、卵にMCTオイルを加えることで、ケトン値0.4→2.6になっています。

主食　ケトンフォーミュラなし ⑨

洋風えびチャーハン　⏱15分

エネルギー	336kcal	たんぱく質	9.0g
脂質	29.7g	糖質	3.0g

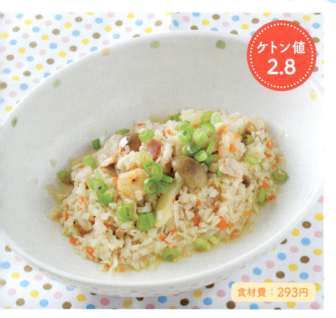

ケトン値 2.8

食材費：293円

材料
- 糖質0麺（平麺）……1袋（180g）
- ベーコン……1枚（16g）
- にんじん……15g
- しめじ……10本程度（20g）
- 青ねぎ……10g
- 油……大さじ1（12g）
- バター……大さじ1（12g）
- むきえび……18g
- 酒……小さじ1/2弱（2g）
- コンソメスープの素……小さじ1（3g）
- 塩……少々
- こしょう……少々

作り方
① **下ごしらえをする**
糖質0麺は水洗いして水気をきって細かく切る。えびは背ワタをとる。ベーコンは1cm幅に切る。にんじんはみじん切りにする。しめじは小房に分ける。青ねぎは小口切りにする。

② **炒める**
油を熱し、バターを加えて溶かし、えび・ベーコン・にんじん・しめじを入れて炒める。えびの色が変わったら糖質0麺を加えて軽く炒める。全体に油がなじんだらコンソメ・塩・こしょうを加える。

③ **仕上げる**
器に盛り、青ねぎをちらす。

ケトン食アレンジ
ご飯のかわりにきざんだ糖質0麺を使います。通常の3倍量の油とバターを使うことで、ケトン値0.2→2.8になっています。

主食　ケトンフォーミュラなし ⑩

チヂミ　⏱20分

エネルギー	372kcal	たんぱく質	9.8g
脂質	33.6g	糖質	2.0g

材料
- 糖質0麺（平麺）……1袋（180g）
- 青ねぎ……6本（30g）
- 卵……1個（50g）
- MCTオイル……大さじ1弱（12g）
- ごま油……大さじ1（12g）

【たれ】A
- しょうゆ……小さじ1と1/3（8g）
- 酢……小さじ1（5g）
- だし汁……大さじ1（15g）
- MCTオイル……小さじ3/5（3g）

作り方
① **下ごしらえをする**
糖質0麺は水洗いして水気をきって適当な長さに切り、フライパンで乾煎りする。青ねぎは食べやすい長さに切る。Aを混ぜ合わせてたれを作る。

② **生地をつくる**
ボウルに卵を溶き、糖質0麺・MCTオイルを加えて混ぜる。

③ **焼く**
フライパンにごま油を熱し、②の1/3量を入れる。青ねぎの半量をのせ、②の1/3量をかけて焼く。残りの②・青ねぎも同様にする。卵が固まってきたら裏返して焼く。

④ **盛りつける**
食べやすい大きさに切って器に盛り、Aをかける。

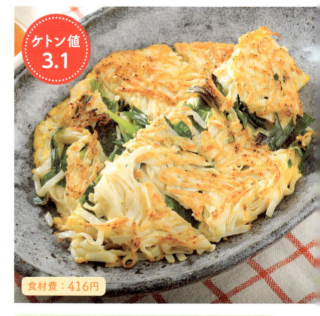

ケトン値 3.1

食材費：416円

ケトン食アレンジ
小麦粉のかわりに糖質0麺を使い、生地にMCTオイルを混ぜ込みます。たれにもMCTオイルを加えることで、ケトン値0.5→3.1になっています。

主食　ケトンフォーミュラなし ⑪

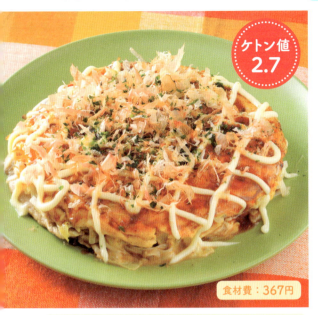

ケトン値 **2.7**

食材費：367円

ケトン食アレンジ
小麦粉のかわりに糖質0麺を使い、生地にMCTオイルを混ぜ込みます。また、通常の3倍量の焼き油を使うことで、ケトン値0.7→2.7になっています。

お好み焼き

 20分

エネルギー	642kcal	たんぱく質	16.6g
脂質	57.6g	糖質	6.5g

材料
糖質0麺（平麺）……1袋（180g）　豚ばら薄切り肉……2枚（40g）
キャベツ……1枚（80g）　油……小さじ2（8g）
卵……1個（50g）　ソース……小さじ2弱（10g）
MCTオイル……小さじ2弱（8g）　マヨネーズ……大さじ1（12g）
塩……少々　かつお節……1/3パック（1g）
油……大さじ1（12g）　青のり……少々

作り方
①生地をつくる
糖質0麺は水洗いして水気をきってざく切りにする。キャベツは粗みじん切りにする。ボウルに卵を溶きほぐし、糖質0麺・キャベツ・MCTオイル・塩加えて混ぜる。
②焼く
フライパンに油大さじ1を熱し、①を丸く流し入れて上に豚肉をのせて焼く。卵が固まってきたらフライパンに油小さじ2を足して裏返し、蓋をして蒸し焼きにする。
③仕上げる
器に盛り、ソース・マヨネーズ・かつお節・青のりをかける。

主食　ケトンフォーミュラなし ⑫

おからホットケーキ
20分

エネルギー	199kcal	たんぱく質	4.8g
脂質	18.4g	糖質	1.3g

材料
A ［ おからパウダー……大さじ1（6g）
　　アーモンドパウダー……4g
　　ベーキングパウダー……小さじ1/8（0.5g）
　　卵……1/2個（25g）
　　MCTオイル……小さじ1弱（4g） ］
パルスイートカロリーゼロ……小さじ1/2（1.5g）
生クリーム……大さじ1と1/3（20g）
バター（焼き用）……小さじ1（4g）
バター（仕上げ用）……小さじ1/2（2g）

作り方
①生地を作る
Aを混ぜ合わせる。ボウルに卵を溶きほぐし、MCTオイルを加えて混ぜる。A・生クリーム・パルスイートを加えて混ぜる（生地がぼそぼそしていたら生クリームを追加する）。
②焼く
フライパンにバターを入れて火にかける。フライパンが温まったら、生地を流し入れて弱火〜中火で焼く。フライパンをゆすって形がしっかりしてきたらひっくり返す。
③仕上げる
②を器に盛る。仕上げ用のバターをフライパンに入れて余熱で溶かし、ホットケーキにかける。

ケトン値 **3.2**

食材費：123円

一口メモ
ホイップクリームやアイス（P.118参照）をのせるとおやつにもぴったりです。焼くときにシリコンの厚焼きホットケーキ用ケーキ型を使用すると、きれいに焼きあがります。

ケトン食アレンジ
小麦粉のかわりにおからパウダーを使い、生地にMCTオイルを混ぜ込みます。0kcalの甘味料を使うことで、ケトン値0.6→3.2になっています。

99

主食 ケトンフォーミュラなし ⑬

おから蒸しパン

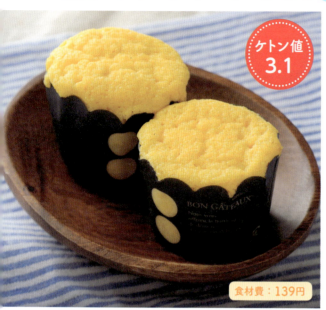

ケトン値 3.1

食材費：139円

エネルギー	146kcal	たんぱく質	4.2g
脂質	13.3g	糖質	0.7g

材料
- おからパウダー …… 大さじ2と1/2 (5g)
- 卵 …………… 1/2個 (25g)
- パルスイート カロリーゼロ ……… 小さじ1弱 (2.5g)
- MCTオイル … 小さじ2 (10g)
- 水 ……… 小さじ4 (20mL)
- ベーキングパウダー ……… 小さじ1/4 (1g)

作り方
①生地をつくる
ボウルにすべての材料を加えてよく混ぜる。
＊そのまま加熱できる耐熱容器で生地を混ぜてもよい。

②電子レンジにかける
カップなどに①を入れ、電子レンジに3分程度かける。
＊耐熱容器で生地をつくった場合は、そのまま電子レンジにかける。

ケトン食アレンジ
小麦粉のかわりにおからパウダーを使い、0kcalの甘味料を使っています。生地にMCTオイルを混ぜ込むことで、ケトン値0.2→3.1になっています。

一口メモ
材料を混ぜるだけで5分でできあがり、外出時の補食に便利です。給食の主食のかわりにもなります。

主菜 ❶

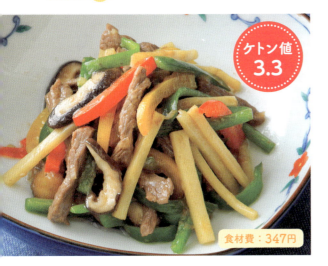

食材費：347円

チンジャオロース

⏱15分

エネルギー	492kcal	たんぱく質	10.1g
脂質	46.6g	糖質	3.4g

ケトン値 3.3

材料
- にんにく ……… 0.5g
- 白ねぎ ……… 5g
- 牛ロース薄切り肉 ……… 60g
- 赤パプリカ ……… 1/15個(10g)
- 黄パプリカ ……… 1/15個(10g)
- ピーマン ……… 1個(30g)
- ゆでたけのこ ……… 15g
- しいたけ ……… 1個(15g)
- 油 ……… 小さじ1(4g)
- A
  - パルスイート カロリーゼロ ……… 0.3g
  - 塩 ……… 少々
  - しょうゆ ……… 小さじ1弱(5g)
- オオバコダイエット ……… 小さじ1/6(0.5g)
- 油 ……… 大さじ1と2/3(20g)

作り方
①下ごしらえする
牛肉は5mmの厚さで8mm～1cm幅に切る。パプリカ、ピーマン・たけのこは5mm幅の細切り、しいたけは軸を切って5mm幅の薄切りにする。にんにく・白ねぎはみじん切りにする。Aの調味料は合わせておく。

②炒める
フライパンに油を熱し、にんにく・ねぎを炒める。香りがたったら牛肉を加えて炒める。肉の色が変わったらピーマン・パプリカ・たけのこ・しいたけを加えてさらに炒める。野菜がしんなりしたらAを加えて軽く炒め、最後にオオバコダイエットを入れて手早く混ぜ、とろみがついたら火をとめる。さらに油を加えて軽く炒める。

> **ケトン食アレンジ**
> 砂糖のかわりに0kcalの甘味料、片栗粉のかわりにオオバコダイエットを使います。家族分を取り分けた後、さらに油を加えて炒めることでケトン値2.0→3.3になっています。

主菜 ❷

とんかつ

⏱20分

エネルギー	500kcal	たんぱく質	20.8g
脂質	43.2g	糖質	2.4g

材料
- 豚ロース肉(とんかつ用) ……… 1枚(80g)
- 塩 ……… 少々
- こしょう ……… 少々
- 卵 ……… 20g
- おからパウダー ……… 小さじ2(4g)
- アーモンドダイス ……… 10g
- 揚げ油 ……… 適量
- ソース ……… 小さじ1/2(3g)

作り方
①肉に衣をつける
豚肉に塩・こしょうをふる。溶き卵、おからパウダー、溶き卵、アーモンドダイスの順につける。

②揚げる
170℃に熱した油で①を揚げる。

③器に盛る
②を器に盛り、ソースを添える。

> **一口メモ**
> アーモンドダイスは市販のアーモンドを麺棒やミルで細かく粉砕したものでもOKです。粉砕しすぎるとアーモンドから油が分離してくるので気をつけましょう。

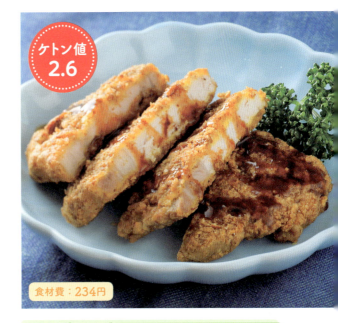

ケトン値 2.6

食材費：234円

> **ケトン食アレンジ**
> 小麦粉とパン粉のかわりにおからパウダーとアーモンドを使うことで、ケトン値0.9→2.6になっています。

主菜 ③

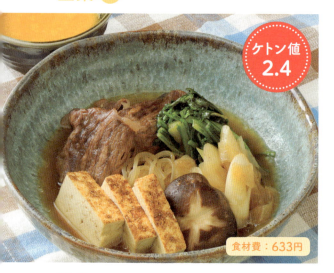

ケトン値 2.4

食材費：633円

牛肉のすき焼き風煮

⏱20分

エネルギー	560kcal	たんぱく質	23.5g
脂質	47.4g	糖質	4.1g

材料

- 牛肩ロース薄切り肉 ……… 2枚(60g)
- 糸こんにゃく ……… 50g
- しいたけ ……… 15g
- 焼き豆腐 ……… 1/6丁(50g)
- 白ねぎ ……… 1/3本(30g)
- 春菊 ……… 1/3束(50g)
- 油 ……… 小さじ1(4g)
- だし汁 ……… カップ1/2(100g)
- パルスイート カロリーゼロ ……… 小さじ1(3g)
- しょうゆ ……… 小さじ2(12g)
- MCTオイル(かける用) ……… 小さじ2弱(8g)
- A ┌ 卵 ……… 1個(50g)
　　└ MCTオイル(混ぜる用) ……… 大さじ1弱(12g)

作り方

①下ごしらえする
豆腐は食べやすい大きさに切る。糸こんにゃくは熱湯で茹でてザルにあげ、水気をきって食べやすい長さに切る。しいたけは大きければ2つに切る。白ねぎは1cmの厚さに斜め切りにする。春菊は食べやすい長さに切る。

②煮る
油を熱し、牛肉を焼く。肉の色が変わったら鍋の端に寄せ、糸こんにゃく・しいたけを加えて炒める。油がなじんだら豆腐・ねぎを入れ、だし汁を加えて煮る。野菜が軟らかくなったらパルスイート・しょうゆを加えて煮る。最後に春菊を加え、しんなりしたら火をとめる。

③盛りつける
器に盛りMCTオイルをかける。卵液にMCTオイルを加えて、軽く混ぜて添える。

> **一口メモ**
> 卵とじにすることもできます。卵とじにするときはMCTオイルを混ぜ合わせたあと再び火にかけ、煮立ったらAを回しかけます。

> **ケトン食アレンジ**
> 砂糖のかわりに0kcalの甘味料を使い、最後にMCTオイルをかけ、卵液にもMCTオイルを混ぜることでケトン値1.2→2.4になっています。

主菜 ④

焼き魚

⏱10分

エネルギー	218kcal	たんぱく質	10.4g
脂質	17.6g	糖質	2.1g

材料

- たちうお ……… 1切れ(60g)
- 大根 ……… 60g
- MCTオイル ……… 小さじ1(5g)
- しょうゆ ……… 小さじ2/3(4g)

作り方

①焼く
たちうおはグリルで焼く。

②仕上げる
①を器に盛る。すりおろした大根にMCTオイルを混ぜ魚に添え、しょうゆをかける。

> **ケトン食アレンジ**
> 大根おろしにMCTオイルを混ぜることで、ケトン値1.7→2.1になっています。

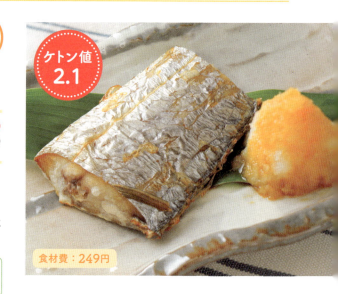

ケトン値 2.1

食材費：249円

主菜 ⑤

ホタテのクリームシチュー ⏱15分

エネルギー	401kcal	たんぱく質	9.6g
脂質	36.8g	糖質	5.9g

ケトン値 2.5

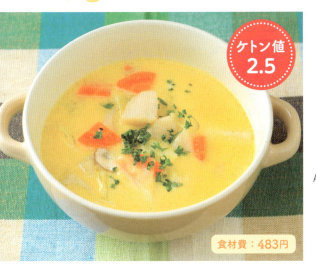

食材費：483円

材料
- ホタテ貝柱 …… 2個(40g)
- にんじん …… 30g
- バター 大さじ1(12g)
- A
  - コンソメスープの素 …… 小さじ2/3強(2g)
  - 水 …… カップ1/2(100g)
- キャベツ …… 1/3枚(20g)
- マッシュルーム(缶) …… 5枚(10g)
- 生クリーム …… 大さじ2(30g)
- プロセスチーズ …… 5g
- こしょう …… 少々
- MCTオイル …… 大さじ1弱(12g)
- オオバコダイエット …… 小さじ1/5(0.6g)
- パセリ …… 少々

作り方

①下ごしらえする
ホタテ貝柱を4等分に切る。にんじんはいちょう切り、キャベツはざく切りにする。

②煮る
深めのフライパンまたは鍋にバターを入れて火にかける。バターが溶けたらホタテ貝柱・にんじんを入れて炒め、Aを加えて煮る。にんじんに火が通ったらキャベツ・マッシュルームを加えてひと煮立ちさせ、生クリーム・チーズを入れて軽く煮て、こしょうをふる。

③仕上げる
器に盛り、MCTオイル・オオバコダイエットを加えてよく混ぜる。とろみがついたらパセリをちらす。

> **ケトン食アレンジ**
> バターを通常の2倍量使用し、最後にMCTオイルを加え、糖質0のオオバコダイエットでとろみをつけることでケトン値1.3→2.5になっています。

主菜 ⑥

さけと野菜のグラタン ⏱25分

エネルギー	463kcal	たんぱく質	19.6g
脂質	40.0g	糖質	2.7g

ケトン値 2.5

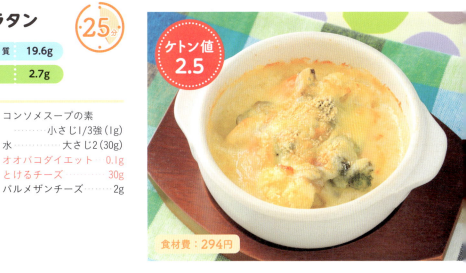

食材費：294円

材料
- さけ …… 1/2切れ(40g)
- 塩 …… 少々
- こしょう …… 少々
- しめじ …… 5本程度(10g)
- ブロッコリー …… 小さい房3つ程度(30g)
- カリフラワー …… 小さい房2つ程度(20g)
- バター 大さじ1と2/3(20g)
- 生クリーム 大さじ2(30g)
- コンソメスープの素 …… 小さじ1/3強(1g)
- 水 …… 大さじ2(30g)
- オオバコダイエット …… 0.1g
- とけるチーズ …… 30g
- パルメザンチーズ …… 2g

作り方

①下ごしらえする
さけは一口大に切り、塩・こしょうをふる。しめじは小房に分ける。ブロッコリー・カリフラワーは小房に分け、硬めに茹でる。

②煮る
フライパンにバターを入れて火にかけ、溶けたらさけを入れて両面を焼く。しめじを加えて炒め、生クリーム・スープの素・水を入れて軽く煮詰め、ブロッコリー・カリフラワーを混ぜる。オオバコダイエットを手早く混ぜ、とろみをつける。

③焼く
耐熱性の器に②を入れ、チーズを散らして200〜220℃に温めたオーブンで15〜20分程度焼く。

> **ケトン食アレンジ**
> バター・生クリームを通常の3倍量にすることで、ケトン値1.8→2.5になっています。

主菜 ⑦

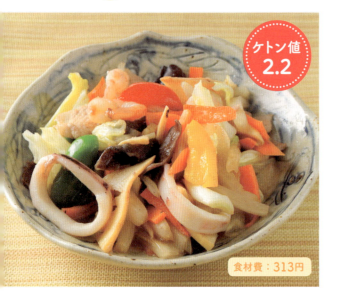

五目野菜炒め

⏱ 20分

エネルギー	418kcal	たんぱく質	13.9g
脂質	35.2g	糖質	6.0g

ケトン値 2.2

食材費：313円

材料

えび	20g	しょうが	1g
いか	20g	油	小さじ1 (4g)
豚ばら薄切り肉	2枚(30g)	酒	小さじ1弱 (4g)
にんじん	2cm(15g)	淡口しょうゆ	小さじ1/2 (3g)
白菜	1枚(120g)	コンソメスープの素	小さじ1/3 (1g)
白ねぎ	4cm(10g)	塩	小さじ1/10弱 (0.5g)
ゆでたけのこ	15g	オオバコダイエット	小さじ1/10 (0.3g)
きくらげ	1個(1g)	油	大さじ1と2/3 (20g)
ピーマン	1/6個(5g)		
赤パプリカ	1/30個(5g)		
黄パプリカ	1/30個(5g)		

作り方

①下ごしらえする
えびは背ワタをとる。いかは胴を1cm幅の輪切りにする。豚肉は3cm幅に切る。にんじんは短冊切りにする。白菜は芯と葉に分け、芯は1cm幅、4〜5cm長さに切り、葉は3cm幅に切る。ねぎは7〜8mm幅の斜め切りにする。たけのこは繊維に沿って薄切りにする。きくらげは水で戻し、一口大に切る。ピーマン・パプリカは乱切りに、しょうがは千切りにする。

②炒める
フライパンに油を熱し、しょうがを炒める。香りがたったらえび・いかを加え、えびの色が変わったら取り出す。豚肉を入れて炒める。豚肉の色が変わったら、にんじん、白菜の芯、ねぎの順に加える。にんじんがしんなりしてきたら、残りの具材を加えて炒める。えび・いかを戻し入れて炒め合わせ、火が通ったら、調味料を加えて炒める。最後にオオバコダイエットを加えて手早く混ぜ、とろみがついたら火をとめる。さらに油を加えて軽く炒める。

> **ケトン食アレンジ**
> 片栗粉のかわりにオオバコダイエットでとろみをつけ、家族分をとり分けた後、さらに油を加えて炒めることで、ケトン値1.0→2.2になっています。

主菜 ⑧

ぶり照り焼き

⏱ 15分

エネルギー	333kcal	たんぱく質	18.4g
脂質	24.1g	糖質	3.8g

材料

ぶり	1切れ(80g)	青じそ	1枚(1g)
A { しょうゆ	小さじ2(12g)	大根	60g
酒	大さじ1(15g)	MCTオイル	小さじ1(5g)
パルスイート カロリーゼロ	小さじ1(3g)		
油	大さじ1/2(6g)		

作り方

①焼く
フライパンに油を熱し、ぶりを入れて焼く。焼き色がついたら裏返し、合わせたAを加えて煮詰める。

②仕上げる
器に青じそを敷いて①を盛る。
すりおろした大根にMCTオイルを混ぜて添える。

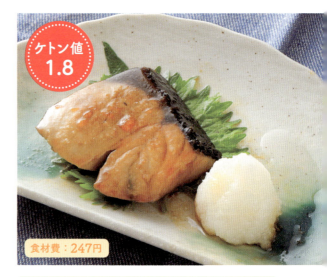

ケトン値 1.8

食材費：247円

> **ケトン食アレンジ**
> みりんのかわりに0kcalの甘味料を使い、大根おろしにMCTオイルを混ぜることで、ケトン値1.6→1.8になっています。

主菜 ⑨

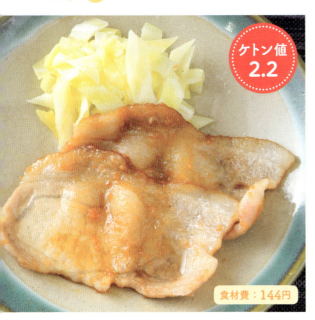

ケトン値 2.2

食材費：144円

豚肉のしょうが焼き

⏱ 15分

エネルギー	238kcal	たんぱく質	11.1g
脂質	19.6g	糖質	2.0g

材料
- 豚薄切り肉（しょうが焼き用） 2枚（60g）
- オオバコダイエット 小さじ1（3g）
- キャベツ 1/2枚（30g）

A
- おろししょうが 5g
- しょうゆ 小さじ1弱（5g）
- パルスイート カロリーゼロ 小さじ1/3（1g）
- 油 小さじ2（8g）

作り方
①下ごしらえする
豚肉にオオバコダイエットをまぶす。キャベツは0.5〜1cm幅に切る。Aを混ぜておく。

②焼く
フライパンに油を熱し、豚肉を焼く。焼き色がついたら裏返して端に寄せ、キャベツを入れて炒める。キャベツに火が通ったら器に盛る。

③味をつける
豚肉に火が通ったら、Aを加えて絡め、②の器に盛る。

> **ケトン食アレンジ**
> 片栗粉のかわりにオオバコダイエットを使い、砂糖のかわりに0kcalの甘味料を使うことでケトン値1.5→2.2になっています。

主菜 ⑩

焼き肉

⏱ 10分

エネルギー	393kcal	たんぱく質	11.8g
脂質	35.5g	糖質	1.3g

材料
- 牛肉肩ロース薄切り肉（脂身つき） 4枚（80g）
- 油 小さじ1（4g）
- にんにく 0.4g
- しょうが 0.8g
- にら 8g

A
- しょうゆ 小さじ1（6g）
- 酒 小さじ1（5g）
- パルスイート カロリーゼロ 0.5g
- ごま 1つまみ（1g）
- すりおろしにんにく 0.4g
- すりおろししょうが 0.8g
- ごま油 小さじ1/4（1g）

作り方
①下ごしらえ
にんにく・しょうが・にらをみじん切りにする。Aを合わせる。

②焼く
フライパンに油を熱し、にんにく・しょうがを入れて炒める。香りがたったら牛肉を入れて焼く。肉の色が変わったらにらを加えて炒め、最後にAを絡める。

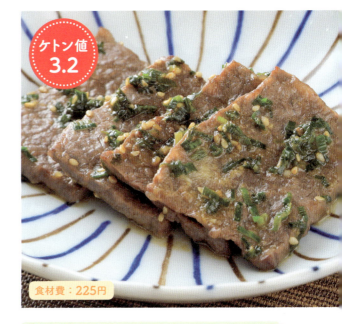

ケトン値 3.2

食材費：225円

> **ケトン食アレンジ**
> 牛肉肩ロース（脂身つき）はケトン値の高い食材です。さらに砂糖のかわりに0kcalの甘味料を使用することでケトン値が3.0→3.2になっています。

主菜⑪

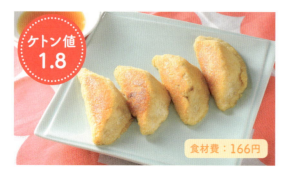

ケトン値 1.8
食材費：166円

餃子

エネルギー	305kcal	たんぱく質	16.5g
脂質	22.1g	糖質	3.8g

55分

材料
【餃子の皮】
A ⎡ おからパウダー ……… 大さじ2と1/2 (15g)
　｜ オオバコダイエット ……… 小さじ1/3 (1g)
　⎣ 小麦グルテン …… 大さじ1/2 (7g)
　水 …………………… 45mL
　油 ……… 小さじ1/2強 (3g)
【餃子のたね】
青ねぎ ………………… 1本10g
キャベツ ……………… 15g
生しいたけ …………… 5g
にんにく ……………… 1g
しょうが ……………… 1g
あいびき肉 …………… 40g
B ⎡ ごま油 ……………… 3g
　｜ 酒 ………………… 1g
　｜ しょうゆ ………… 1g
　｜ オイスターソース … 1g
　｜ 顆粒だしの素 …… 小さじ1/3 (1g)
　｜ 塩 ………………… 少々
　｜ こしょう ………… 少々
　⎣ オオバコダイエット … 小さじ1/2 (1.5g)
油 …………… 大さじ1/2 (6g)

作り方
[餃子の皮]
①こねる
ボウルにAを入れて混ぜ、水を少しずつ加えながらこねる。耳たぶくらいの硬さになり、表面のしわがなくなったら油を加えてさらにこねる。
②ねかせる
①をラップで包み、冷蔵庫で10分程度ねかせる。
③成形する
②を4等分に分け、丸い形にうすくのばす。
[餃子のたね]
①下ごしらえする
野菜をすべてみじん切りにする。
②混ぜる
あいびき肉に①、Bを入れてよくこねる。
③焼く
作った皮に包んで油（6g）で焼く。

> **ケトン食アレンジ**
> 皮をおからパウダー、オオバコダイエット、小麦グルテンで手作りすることで、ケトン値1.2→1.8になっています。

主菜⑫

白身魚のフライ

20分

エネルギー	528kcal	たんぱく質	19.9g
脂質	47.8g	糖質	1.1g

材料
A ⎡ おからパウダー …… 大さじ1 (6g)
　｜ 卵 ………………… 1/2個 (30g)
　｜ MCTオイル …… 大さじ1弱 (12g)
　⎣ ベーキングパウダー …… 1g
　たら ………………… 1切れ (80g)
マヨネーズ …… 大さじ1と1/2 (18g)
揚げ油 ………………… 適量
[添え用]
マヨネーズ …… 大さじ1 (12g)

作り方
①下ごしらえ
Aをすべて混ぜて電子レンジに2分かける。荒熱を取り、手でほぐす。白身魚にマヨネーズをぬり、Aをまぶす。
②揚げる
170℃の油で揚げる。
③仕上げる
器に盛りマヨネーズを添える。

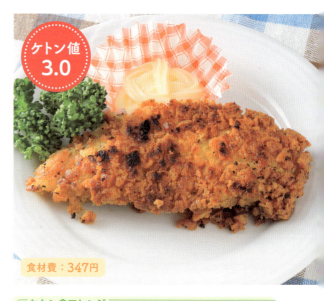

ケトン値 3.0
食材費：347円

> **ケトン食アレンジ**
> パン粉のかわりにおからパウダーを使って揚衣を作り、つなぎにマヨネーズをぬることでケトン値が0.5→3.0になっています。

主菜 ⑬

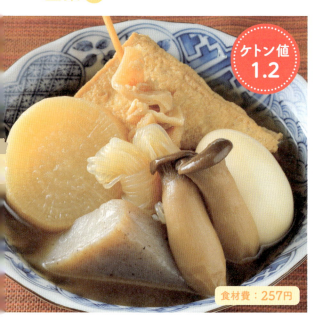

ケトン値 **1.2**

食材費：257円

おでん

⏱ 60分

エネルギー	285kcal	たんぱく質	28.4g
脂質	15.5g	糖質	4.8g

材料
- 牛すじ肉 …………… 40g
- 大根 …… 厚さ2.5cm (100g)
- こんにゃく …… 1/6丁 (50g)
- 結びこんにゃく ……… 20g
- 卵 ………………… 1個 (50g)
- 厚揚げ ………… 1/3丁 (70g)
- エリンギ …… 小1本分 (20g)
- おでん用だし (P.127) … 適量

作り方
①牛すじ肉の下ごしらえをする
鍋に牛すじ肉とたっぷりの水を入れて火にかける。煮立ったら1分程度で茹でこぼす。鍋をきれいにして牛すじ肉とたっぷりの水を入れて火にかける。煮立ったら弱火にして30分〜1時間程度煮る。牛すじ肉を一口大に切って串にさす。（下ごしらえ済みの牛すじ肉でもよい）

②その他の具材の下ごしらえをする
鍋に大根と水を入れて火にかけて硬めにゆでる。こんにゃく・結びこんにゃくは熱湯でゆでる。卵は固ゆで卵にする。厚揚げは油抜きする。エリンギは縦に2つに切る。

③煮る
①・②を鍋に入れ、おでん用だし (P.127) の調味料を加えて煮る。

> **ケトン食アレンジ**
> 糖質の少ない食材を用い、みりんの代わりに0kcalの甘味料を使うことでケトン値が0.8→1.2になっています。

> **一口メモ**
> ケトン値の高いレシピと組み合わせることで、1食あたりのケトン値をさらに高くして食べることができます。

主菜 ⑭

寄せ鍋（ごまだれ）

⏱ 20分

エネルギー	921kcal	たんぱく質	26.0g
脂質	82.0g	糖質	10.4g

材料
- 豚ばら薄切り肉 … 4枚 (80g)
- 絹ごし豆腐 …… 1/7丁 (40g)
- 油揚げ ………… 1/2枚 (10g)
- 白菜 …………… 2枚分 (150g)
- 春菊 ……………… 1株 (15g)
- 白ねぎ ………… 1/2本 (40g)
- まいたけ ……… 1/4株 (25g)
- えのきだけ …… 1/4株 (30g)
- 糸こんにゃく …………… 1/4袋 (50g)
- にんじん飾り切り … 1つ (8g)
- だし汁 …… カップ1と1/2 (300g)
- ごまだれ (P.124参照) … 1.5食分

作り方
①下ごしらえする
豚肉・豆腐・油揚げ・白菜・春菊・ねぎは食べやすい大きさに切る。まいたけ・えのきだけは小房に分ける。糸こんにゃくは熱湯でゆでて水気を切る。にんじんは花にんじんにする（または食べやすい大きさに切る）。

②煮る
鍋にだし汁を入れて火にかける。煮立ったら①を入れて煮る。

③仕上げる
具材に火が通ったら器にとり、ごまだれを添える。

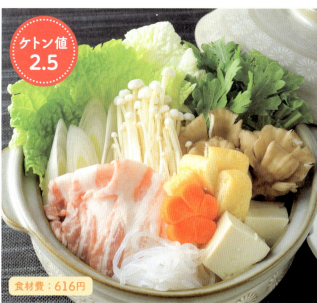

ケトン値 **2.5**

食材費：616円

▲ 写真・食材費は2人分

> **ケトン食アレンジ**
> 糖質の少ない食材を煮込み、ケトン値の高いたれをつけて食べることで、ケトン値1.7→2.5になっています。

汁物 ❶

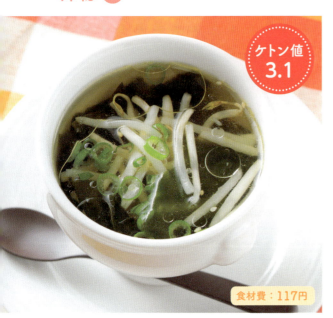

ケトン値 3.1

食材費：117円

■ 韓国風わかめスープ

10分

エネルギー	98kcal	たんぱく質	1.0g
脂質	9.7g	糖質	1.4g

材料
- おろしにんにく ……0.3g
- ごま油 …… 小さじ1/4 (1g)
- もやし …………………20g
- わかめ (乾) …………1.5g
- スープの素 ……… 小さじ2/3 (2g)
- 水 …… カップ3/4 (150g)
- 青ねぎ …………………3g
- 白ごま …… 小さじ1/3 (1g)
- MCTオイル …… 小さじ2弱 (8g)

作り方
① 下ごしらえする
青ねぎは小口切りにする。
② 煮る
鍋にごま油・にんにくを入れて炒める。香りがたったら水・スープの素を入れて煮立て、もやし・わかめを加えて煮る。
③ 盛り付ける
器に盛り、ねぎ・白ごまを散らす。MCTオイルを加えて混ぜる。

> **ケトン食アレンジ**
> 最後にMCTオイルを加えることで、ケトン値が0.9→3.1になっています。

汁物 ❷

■ 茶碗蒸し

25分

エネルギー	126kcal	たんぱく質	5.7g
脂質	10.7g	糖質	0.5g

材料
- 卵 …………… 1/2個 (25g)
- A
  - しょうゆ … 小さじ1/3 (2g)
  - 塩 ………………………少々
  - 酒 ……… 小さじ1/2 (2.5g)
  - パルスイート カロリーゼロ ……………………… 0.3g
- MCTオイル … 小さじ2弱 (8g)
- ほうれん草 …… 小さい葉2枚分 (10g)
- しいたけ …… 小1/2枚 (5g)
- むきえび …… 小1尾 (10g)
- だし汁 ………………… (50g)

作り方
① 下ごしらえ
ほうれん草は下茹でし、水気をきる。しいたけは石づきを取っておく。むきえびは背ワタを取る。
② 卵液
卵を割りほぐし、Aを混ぜる。混ぜた後、ざるで一旦濾して、MCTオイルを加えて混ぜる。
③ 仕上げ
器に具材、卵液を流し入れアルミホイルで蓋をし、輪ゴムで止める（卵液が泡立たないよう注意する）。深めのフライパンに器を並べ、卵液が被る程度まで湯を入れて15分間蒸す。

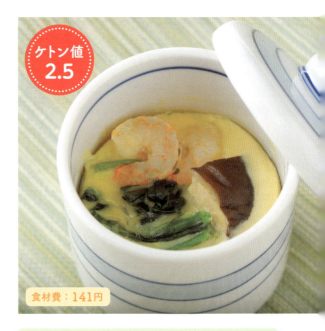

ケトン値 2.5

食材費：141円

> **ケトン食アレンジ**
> みりんのかわりに0kcalの甘味料を使い、卵液にMCTオイルを加えることで、ケトン値1.0→2.5になっています。

汁物 ③

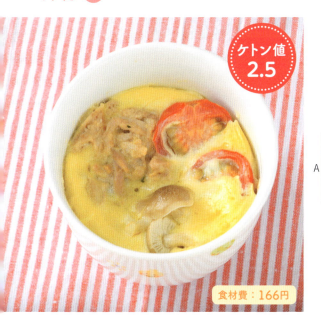

ケトン値 2.5

食材費：166円

ケトン食アレンジ
卵液にケトンフォーミュラ、チーズ、生クリーム、オリーブオイル、MCTオイルを加えることで、ケトン値1.7→2.5になっています。

洋風茶碗蒸し

25分

エネルギー	290kcal	たんぱく質	10.5g
脂質	26.0g	糖質	2.5g

材料

A
- 卵 ……………… 1/2個 (25g)
- コンソメスープの素 …… (2g)
- 塩 ………………………… 少々
- こしょう ………………… 少々
- 生クリーム ……… 小さじ1 (4g)
- ミニトマト ……… 1個 (8g)
- しめじ ………… 5本分 (10g)
- ツナ ………………………… 20g

B
- ケトンフォーミュラ ……… 6g
- プロセスチーズ …… 小さじ1 (10g)
- 生クリーム …… 小さじ1 (5g)
- オリーブ油 …… 小さじ1 (4g)
- MCTオイル …… 小さじ1弱 (4g)

作り方
①下ごしらえする
しめじは石づきを取っておく。ミニトマトは半分に切る。
②卵液
卵を割りほぐし、Aを混ぜる。混ぜた後、ざるで一旦濾して、Bを加えて混ぜる。
③仕上げ
器に具材、卵液を流し入れアルミホイルで蓋をし、輪ゴムで止める（卵液が泡立たないよう注意する）。深めのフライパンに器を並べ、卵液が被る程度まで湯を入れて15分間蒸す。

汁物 ④

卵とトマトのスープ

10分

エネルギー	113kcal	たんぱく質	2.7g
脂質	10.2g	糖質	1.8g

材料
- 卵 ………… 1/2個弱 (20g)
- トマト ………………… 20g
- コンソメスープの素
  ……………… 小さじ2/3 (2g)
- 水 …………… カップ3/4 (150g)

A
- ごま油 …… 小さじ1 (4g)
- 塩 ……………………… 少々
- 酢 ………… 小さじ1 (5g)
- MCTオイル …… 小さじ1弱 (4g)

作り方
①下ごしらえする
卵は溶く。トマトはざく切りにする。
②煮る
鍋にトマト・コンソメ・水を入れて火にかけ、煮立ったらAを加える。再び煮立ったら火を弱め、卵を流し入れる。
③仕上げる
器に盛り、MCTオイルを加える。

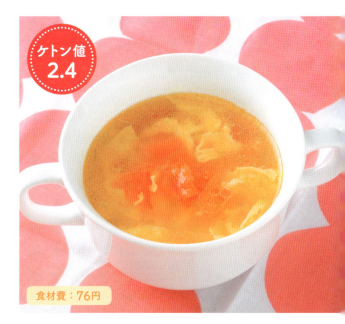

ケトン値 2.4

食材費：76円

ケトン食アレンジ
最後にMCTオイルを加えることで、ケトン値1.7→2.4になっています。

汁物 ⑤

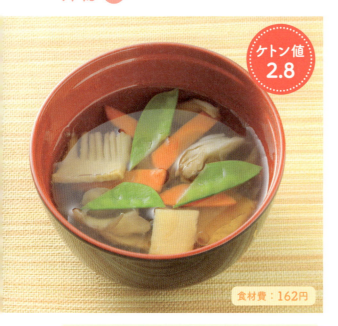

食材費：162円

ケトン食アレンジ
オオバコダイエットでとろみをつけ、最後にMCTオイルを加えることで、ケトン値0.3→2.8になっています。

のっぺい汁 15分

エネルギー	127kcal	たんぱく質	1.6g
脂質	12.2g	糖質	2.0g

ケトン値 2.8

材料
ごぼう……………………7g
にんじん…………………10g
ゆでたけのこ……………7g
まいたけ…………………10g
絹さや……………2枚程度（3g）
だし汁
　……カップ3/5（120mL）
うすくちしょうゆ
　……………小さじ1弱（5g）
塩……………………………少々
オオバコダイエット
　……………小さじ1/3（1g）
MCTオイル
　……………大さじ1弱（12g）

作り方
①下ごしらえする
ごぼうは大きめのささがきにして水にさらす。にんじんは短冊切りにする。たけのこは薄切りにする。まいたけは小房に分ける。絹さやは斜め切りにする。
②煮る
鍋にだし汁・ごぼう・にんじんを入れて火にかける。煮立ったら、たけのこ・まいたけを加える。野菜が軟らかくなったらしょうゆ・塩を加えて絹さやを入れる。絹さやの色が鮮やかになったら、オオバコダイエットを加えて混ぜ、とろみがついたら火をとめる。
③仕上げる
器に盛り、MCTオイルを加える。

汁物 ⑥

なめこ汁 10分

エネルギー	104kcal	たんぱく質	1.7g
脂質	10.0g	糖質	1.5g

材料
絹ごし豆腐………………30g
なめこ……………………10g
みつば………………………3g
コンソメスープの素
　………………小さじ2/3（2g）
水………カップ3/4（150g）
ごま油………小さじ1/4（1g）
MCTオイル
　……………小さじ2弱（8g）

作り方
①下ごしらえする
豆腐はさいの目切りにする。なめこは水洗いしてザルにあげる。みつばは2～3cmの長さに切る。
②煮る
鍋にコンソメ・水を入れて火にかける。煮立ったら豆腐・なめこを加えてひと煮立ちさせる。みつば・ごま油を加えて火をとめる。
③仕上げる
器に盛り、MCTオイルを加える。

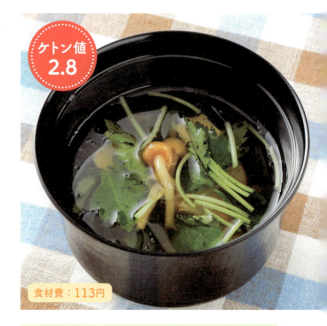

ケトン値 2.8

食材費：113円

ケトン食アレンジ
最後にMCTオイルを加えることで、ケトン値1.0→2.8になっています。

汁物 7

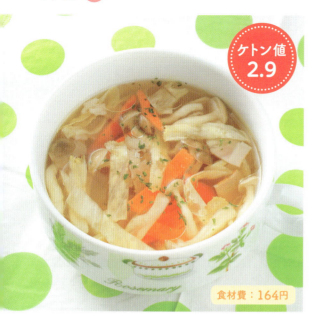

ケトン値 **2.9**

食材費：164円

ケトン食アレンジ
最後にMCTオイルを加えることで、ケトン値1.1→2.9になっています。

ベーコン野菜スープ

15分

エネルギー	166kcal	たんぱく質	2.1g
脂質	16.2g	糖質	2.6g

材料
ベーコン‥‥‥1/2枚(10g)
にんじん‥‥‥‥‥‥15g
しめじ‥‥‥5本程度(10g)
キャベツ‥‥‥1/3枚(20g)
油‥‥‥‥‥‥‥‥0.1g
水‥‥‥‥‥‥‥180mL
コンソメスープの素
‥‥‥‥‥小さじ2/3(2g)
塩‥‥‥‥‥‥‥‥少々
MCTオイル‥大さじ1(12g)
パセリ(乾)‥‥‥‥少々

作り方
①下ごしらえする
ベーコンは1cm幅に切る。にんじん・キャベツ・しめじは食べやすい大きさに切る。
②煮る
鍋に油とベーコンを入れて火にかける。ベーコンから脂がでてきたら、にんじん・しめじ・キャベツを加えて炒める。油がなじんだらコンソメ・水・塩を加えて煮る。
③仕上げる
器に盛り、MCTオイルを加えてパセリをちらす。

副菜 1

白菜のお浸し

10分

エネルギー	107kcal	たんぱく質	1.3g
脂質	10.1g	糖質	2.1g

材料
白菜‥‥‥‥‥1.5枚(100g)
MCTオイル
‥‥‥‥‥小さじ2(10g)
A [しょうゆ‥小さじ1/3(2g)
    だし汁‥‥‥小さじ1(5g)
    かつお節
    ‥‥‥‥1/5パック(0.5g)]

作り方
①下ごしらえする
白菜は葉と芯に分け、葉は一口大、芯は長さ3cm・幅1cm程度に切る。熱湯で白菜をゆでて、ザルにあげて水気を絞る。
②仕上げる
①にMCTオイルを加えて混ぜる。器に盛り、Aを合わせてかけ、かつお節をのせる。

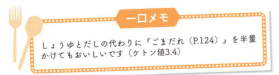

一口メモ
しょうゆとだしの代わりに『ごまだれ（P.124）』を半量かけてもおいしいです（ケトン値3.4）

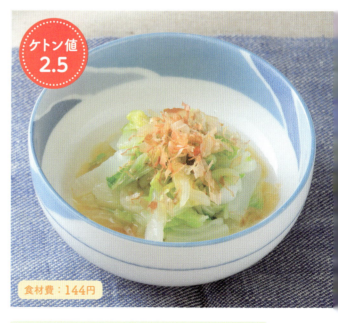

ケトン値 **2.5**

食材費：144円

ケトン食アレンジ
仕上げにMCTオイルを混ぜることで、ケトン値0.3→2.5になっています。

副菜 ❷

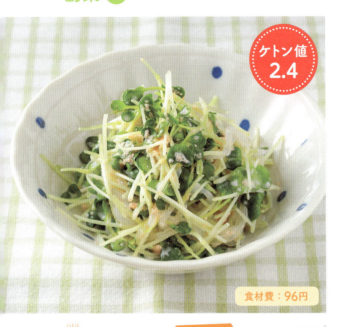

ケトン値 2.4

食材費：96円

糸コンたらこ和え

5分

エネルギー	88kcal	たんぱく質	3.1g
脂質	7.8g	糖質	0.9g

材料
- たらこ……………8g
- かいわれ大根………35g
- 糸こんにゃく………30g

A
- マヨネーズ……小さじ2と1/2 (10g)
- しょうゆ………小さじ1/4 (1.5g)

作り方
① 下ごしらえする
たらこは耐熱容器に入れ、ラップをして電子レンジ10秒程度かける。薄皮をとってほぐす。かいわれ大根は長さを半分に切る。糸こんにゃくは熱湯でゆでてザルにあげ、水気をきって食べやすい長さに切る。

② 混ぜる
ボウルにAを合わせ、①を加えて混ぜる。

> 一口メモ
> 特に糖質の少ない食材とマヨネーズを使っていますので、通常の作り方でケトン値の高いレシピです。

副菜 ❸

白和え

20分

エネルギー	191kcal	たんぱく質	6.1g
脂質	16.8g	糖質	2.2g

材料
- 木綿豆腐……1/6丁 (50g)
- ほうれん草…………20g
- にんじん……………10g
- しめじ………5本 (10g)
- ごま油………小さじ1 (4g)
- 油……………小さじ1 (4g)

A
- パルスイート カロリーゼロ……小さじ1/3 (1g)
- しょうゆ………小さじ1/2 (3g)
- すりごま………小さじ1 (3g)
- クリームチーズ……1個 (15g)

> ケトン食アレンジ
> 具材を油で炒めてケトン値を上げています。あえ衣は0kcalの甘味料を使い、家族分を取り分けたあと、最後にクリームチーズを加えることで、ケトン値0.7→2.4になります。

作り方
① 下ごしらえする
豆腐は水切りをする。ほうれん草は3cm長さに切る。にんじんは3cmの長さの短冊に切る。しめじは小房に分ける。

② 具材をつくる
ごま油・油を熱し、にんじん・しめじを炒める。にんじんがしんなりしたらほうれん草を加えて軽く炒めて冷ましておく。

③ あえ衣をつくる
豆腐をボウルに入れて滑らかにつぶし、Aを加えて混ぜる。電子レンジにかけて柔らかくしたクリームチーズを加える。

④ 仕上げる
③に②を加えて混ぜる。

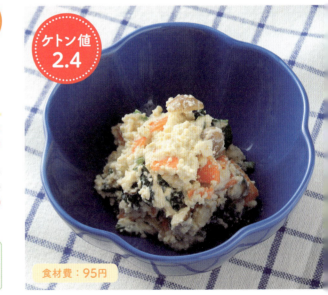

ケトン値 2.4

食材費：95円

副菜 ❹

なすとエリンギのバターソテー

5分

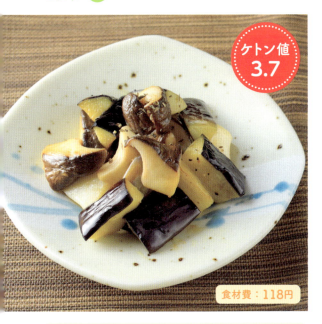

ケトン値 3.7

食材費：118円

エネルギー	217kcal	たんぱく質	1.7g
脂質	21.9g	糖質	2.4g

材料
なす ……… 1/2個(40g)　　黒こしょう ……… 少々
エリンギ ……… 1本(40g)　A[バター ……… 小さじ2(8g)
バター ……… 小さじ1(4g)　　オリーブ油 大さじ1(12g)
しょうゆ 小さじ1/6(1g)　　バジル(乾) ……… 少々

作り方
①**下ごしらえする**
なすは3cmの長さに切って、6等分にする。エリンギはなすと同じくらいの大きさに切る。

②**炒める**
フライパンにバターを入れて火にかけ、バターが泡立って香りがたったらなす・エリンギを炒める。しょうゆ・黒こしょうを加えて混ぜる。Aを加えて軽く炒める。

③**仕上げる**
器に盛り、バジルをかける。細切りにしてカリカリに焼いたベーコンをのせてもOK。

> **ケトン食アレンジ**
> 最後にバターとオリーブ油を加えることで、ケトン値1.1→3.7になっています。

副菜 ❺

きんぴらごぼう

10分

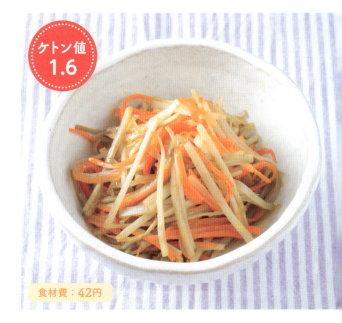

ケトン値 1.6

食材費：42円

エネルギー	123kcal	たんぱく質	0.9g
脂質	10.1g	糖質	4.5g

材料
ごぼう ……… 1/6本(30g)　　しょうゆ
にんじん ……… 20g　　　　　……… 小さじ1/2(3g)
ごま油 小さじ1/2(2g)　　パルスイート カロリーゼロ
油 ……… 小さじ2(8g)　　　　……… 小さじ1/3(1g)
酒 ……… 小さじ1/2弱(2g)

作り方
①**野菜を切る**
ごぼうは細切りにして水にさらし、ザルにあげて水気をきる。にんじんはごぼうと同じくらいの大きさの細切りにする。

②**炒める**
ごま油・油を熱し、①を入れて炒める。しんなりしてきたら酒・しょうゆ・パルスイートを加え、煮汁がなくなるまで煮る。

> **一口メモ**
> ケトン値の高いレシピと組み合わせることで1食あたりのケトン値をさらに高くして食べることができます。

> **ケトン食アレンジ**
> 砂糖のかわりに0kcalの甘味料を使い、炒め油を通常の3倍量にすることで、ケトン値0.3→1.6になっています。

副菜 ❻

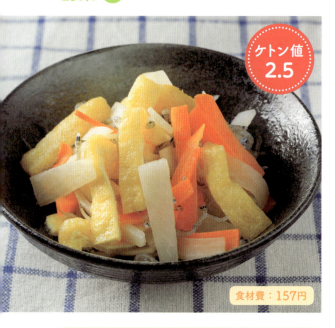

ケトン値 2.5

食材費：157円

油揚げと大根、にんじんのじゃこ和え

⏱10分

エネルギー	254kcal	たんぱく質	10.2g
脂質	21.8g	糖質	1.7g

材料

- 大根 …… 40g
- にんじん …… 10g
- 油揚げ …… 3/4枚 (15g)
- ごま油 …… 小さじ1 (4g)
- 油 …… 大さじ1 (12g)

A
- ちりめんじゃこ …… 大さじ山盛り1 (10g)
- 酢 …… 小さじ1弱 (4g)
- パルスイート カロリーゼロ …… 小さじ1/3 (1g)

作り方

① 下ごしらえする
大根・にんじんは3〜4cm長さの短冊切りにする。油揚げは油抜きをしないで野菜と同じくらいの大きさの短冊切りにする。Aは合わせておく。

② 炒める
ごま油を熱し、大根・にんじんを炒める。にんじんがしんなりしてきたら、油揚げを加えて炒める。さらに油を加えて軽く炒める。

③ 仕上げる
Aを加えて混ぜる。

> **ケトン食アレンジ**
> 具材は家族分を取り分けた後、さらに油を加えて炒めます。0kcalの甘味料を使うことで、ケトン値1.2→2.5になっています。

副菜 ❼

カリフラワーきのこクリーム煮

⏱10分

エネルギー	239kcal	たんぱく質	2.7g
脂質	23.4g	糖質	2.9g

材料

- カリフラワー …… 50g
- しいたけ …… 10g
- 絹さや …… 2枚 (5g)
- バター …… 大さじ1 (12g)

A
- コンソメスープの素 …… 小さじ1/3強 (1g)
- 水 …… (25mL)

- パルスイート カロリーゼロ …… 小さじ1/6 (0.5g)
- 生クリーム …… 大さじ2 (30g)
- 塩 …… 少々
- オオバコダイエット …… 小さじ1/6 (0.5g)

作り方

① 下ごしらえする
カリフラワーは小房に分ける。しいたけは薄切りにする。絹さやは斜め切りにする。

② 煮る
鍋にバターを入れて火にかけ、バターが溶けたらしいたけ・カリフラワーを加えて炒める。Aを加え、蓋をして蒸し煮にする。カリフラワーが軟らかくなったら絹さやを入れ、生クリームを加えて少し煮詰め、塩を加えて火をとめる。オオバコダイエットを加えてとろみをつける。

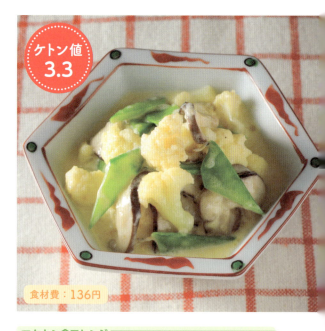

ケトン値 3.3

食材費：136円

> **ケトン食アレンジ**
> 砂糖のかわりに0kcalの甘味料、片栗粉のかわりにオオバコダイエットを使用し、2倍量のバターと生クリームを使用することでケトン値2.1→3.3になっています。

おやつ ①

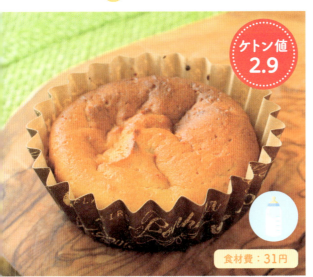

ケトン値 2.9

食材費：31円

マドレーヌ

15分

| エネルギー | 148kcal | たんぱく質 | 3.6g |
| 脂質 | 14.1g | 糖質 | 1.5g |

材料
ケトンフォーミュラ …… 大さじ3と3/4（15g）
卵 …………… 1/5個（10g）
パルスイート カロリーゼロ …… 小さじ1（3g）
生クリーム …… 小さじ1（5g）

作り方
①準備
オーブンは180℃に温めておく。
②生地を作る
ボウルに材料を合わせて混ぜる。
③焼く
耐熱性の好みの型に①を流し入れ、形を整える。180℃のオーブンで11分焼く。
（焦げやすいので途中で様子を確認してください）

ケトン食アレンジ
小麦粉のかわりにケトンフォーミュラ、砂糖のかわりに0kcalの甘味料を使用することで、ケトン値が0.7→2.9になっています。

おやつ ②

プリン

20分

| エネルギー | 205kcal | たんぱく質 | 5.6g |
| 脂質 | 18.7g | 糖質 | 2.7g |

材料
牛乳 …………… カップ1/4（50g）
生クリーム …… カップ1/5（40g）
ケトンフォーミュラ …… 大さじ4と1/4（17g）
卵 …………… 1個（50g）
パルスイート カロリーゼロ …… 小さじ4（12g）
バニラエッセンス …… 少々
油 …… 少々
【ラカントシロップ】
ラカントS …… 小さじ1と1/4（5g）
水 …… 大さじ1（15g）
オオバコダイエット …… 小さじ1/10（0.3g）

作り方
①準備
プリンカップに油を塗る。
②温める
鍋に牛乳・生クリーム・ケトンフォーミュラを入れて煮立たせない程度に温める。
③卵液をつくる
ボウルに卵・パルスイートを入れて泡立て器ですり混ぜる（泡立てない）。②を少しずつ加えて混ぜ、バニラエッセンスを加える。
④蒸し焼きにする
耐熱性のプリンカップに③を入れてアルミホイルで蓋をする。鍋にプリンカップの半分程度までつかるくらいの湯をはり、プリンカップをのせて蓋をして卵液が固まるまで蒸し焼きにする。

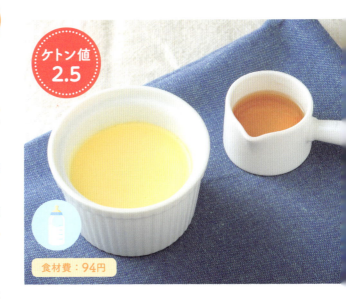

ケトン値 2.5

食材費：94円

⑤ラカントシロップを作る
ラカントSを水でとき、オオバコダイエットを加えてよく混ぜる。
⑥仕上げる
器に盛り、ラカントシロップをかける。

ケトン食アレンジ
砂糖のかわりに0kcalの甘味料、ケトン値をあげるためにケトンフォーミュラを使用することで、ケトン値が0.4→2.5になっています。ラカントシロップはオオバコダイエットを入れることでとろみをつけることができます。

115

おやつ ③

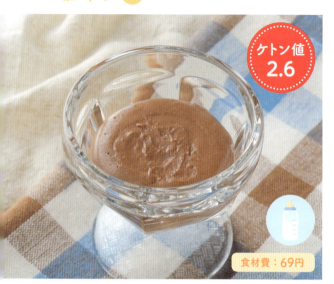

ケトン値 2.6

食材費：69円

ココアムース

| エネルギー | 156kcal | たんぱく質 | 4.6g |
| 脂質 | 14.6g | 糖質 | 1.7g |

材料
- ゼラチン……小さじ1/3 (1g)
- 水……小さじ2 (6g)
- 卵黄……6g
- パルスイート カロリーゼロ……小さじ2/3 (2g)
- ケトンフォーミュラ……大さじ1と1/4 (5g)
- ピュアココア……小さじ2 (4g)
- 熱湯……(40g)
- 生クリーム……大さじ1と1/5 (18g)
- 卵白……8g

作り方
①準備
ゼラチンを水にふり入れてふやかす。
②混ぜる
ボウルに卵黄・パルスイート・ケトンフォーミュラを合わせる。湯煎にかけて、マヨネーズ状になるまで混ぜる。
③ゼラチン液をつくる
ココアに熱湯を加えて溶き混ぜ、①を加えてゼラチンを溶かす。②を加えて混ぜる。
④生クリーム・卵白を混ぜる
生クリームを六分立てにして③に加えて混ぜる。卵白を固く泡立てて加え、泡をつぶさないように混ぜる。
⑤冷やす
容器に入れ、冷蔵庫で冷やす。

> **ケトン食アレンジ**
> 牛乳のかわりにケトンフォーミュラ、砂糖のかわりに0kcalの甘味料を使うことでケトン値が0.8→2.6になっています。

おやつ ④

ココアゼリー

| エネルギー | 135kcal | たんぱく質 | 1.7g |
| 脂質 | 13.2g | 糖質 | 1.7g |

材料
- ケトンフォーミュラ……大さじ1と1/4 (5g)
- 生クリーム……小さじ4 (20g)
- ピュアココア……小さじ1と1/2 (3g)
- 粉寒天……2g
- 水……カップ1/4 (50g)
- パルスイート カロリーゼロ……小さじ2/3 (2g)

作り方
①ココア液をつくる
鍋にケトンフォーミュラ・生クリーム・ココアを入れて火にかけてココアを溶かす。
②寒天を溶かす
別の鍋に寒天・水を入れて火にかける。沸騰したら火を弱めて2～3分煮る。寒天が溶けたらパルスイートを加える。
③ゼリー液をつくる
②に①を加えて混ぜ合わせる。
④冷やす
水で濡らした型に③を流し入れ、冷蔵庫で冷やす。

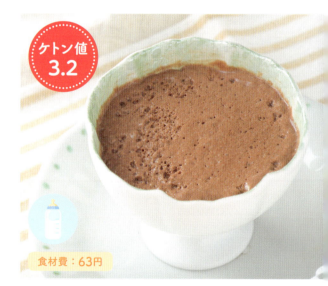

ケトン値 3.2

食材費：63円

> **ケトン食アレンジ**
> 牛乳のかわりにケトンフォーミュラ、砂糖のかわりに0kcalの甘味料を使うことでケトン値が0.2→3.2になっています。

おやつ ⑤

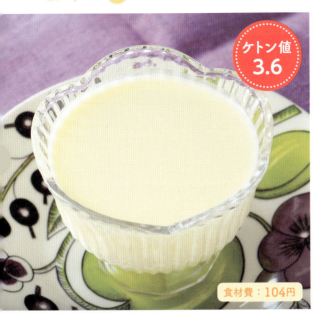

ケトン値 3.6

食材費：104円

ケトン食アレンジ
砂糖のかわりに0kcalの甘味料を使用することで、ケトン値が1.0→3.6になっています。

■レアチーズケーキ

⏱10分

エネルギー	177kcal	たんぱく質	3.0g
脂質	17.4g	糖質	1.2g

材料
ゼラチン …………… 小さじ1/3（1g）
水 ………… 小さじ1（5g）
クリームチーズ … 1個（20g）
パルスイート カロリーゼロ
　　　　　　…… 小さじ2/3（2g）
生クリーム
　　　　　　…… 小さじ5弱（24g）

作り方
①準備
ゼラチンを水でふやかしておく。クリームチーズは常温に戻す。
②混ぜる
ボウルにクリームチーズ・パルスイートを入れて練る。生クリームを少しずつ加えながら混ぜる。
③ゼラチンを混ぜる
①のゼラチンにラップをして電子レンジにかけて（または湯せんにかけて）溶かす。②に加えて混ぜる。
④冷やす
容器に入れ、冷蔵庫で冷やす。

おやつ ⑥

■ババロア

⏱10分

エネルギー	106kcal	たんぱく質	3.1g
脂質	9.4g	糖質	1.7g

材料
粉ゼラチン … 小さじ1/3（1g）
水 ………… 小さじ1（5g）
牛乳 ……… 小さじ5（25g）
卵黄 ……………… 5g
パルスイート カロリーゼロ
　　　　　　…… 小さじ2/3（2g）
生クリーム …… 大さじ1（15g）

作り方
①準備
ゼラチンを水でふやかしておく。
②牛乳を煮る
鍋に牛乳を入れ、沸騰直前まで温める。
③卵液をつくる
ボウルに卵黄・パルスイートを合わせ、泡立て器ですり混ぜ、②を少しずつ加えて混ぜ合わせる。鍋に戻して弱火にかけ、とろみがつくまで煮て①を加えて溶かし、ボウルに移す。ボウルの底を氷水にあて、とろみがつくまで混ぜる。
④生クリームを混ぜる
生クリームを③と同じくらいの固さに泡立てて加える。

ケトン食アレンジ
砂糖のかわりに0kcalの甘味料を使用することで、ケトン値が0.6→2.2になっています。

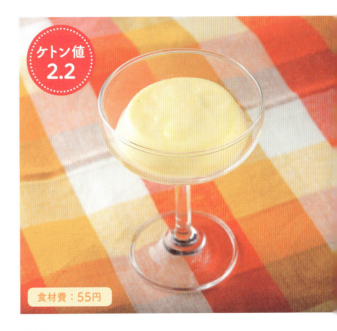

ケトン値 2.2

食材費：55円

⑤冷やす
水で濡らしたカップに入れ、冷蔵庫で冷やす。
⑥盛り付ける
温めた布巾でカップの底を温めてひっくり返し型から外す。

おやつ 7

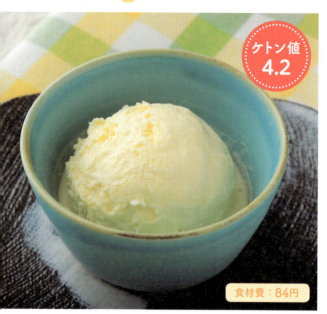

食材費：84円

アイスクリーム

⏱ 5分

エネルギー	151kcal	たんぱく質	1.6g
脂質	15.2g	糖質	1.0g

ケトン値 4.2

材料（6人分）
- 生クリーム……カップ1（200g）
- 卵……………………1個（50g）
- パルスイート カロリーゼロ……大さじ2強（20g）
- バニラエッセンス……少々

作り方
①混ぜる
材料をミキサーに入れてかける。
②冷やす
容器に流し入れ、冷凍庫で冷やす。

ケトン食アレンジ
砂糖のかわりに0kcalの甘味料を使用することで、ケトン値が0.5→4.2になっています。

一口メモ
全量（約6人分）の栄養量
エネルギー：942kcal、たんぱく質：10.2g、脂質：95.2g、糖質：6.4g

おやつ 8

おからたこ焼き

⏱ 25分

エネルギー	382kcal	たんぱく質	15.4g
脂質	31.0g	糖質	3.1g

材料（1人分 4個〜5個程度）
- ゆでだこ……………10g
- キャベツ……1/4枚（10g）
- 青ねぎ………………5g
- 【生地】
- おからパウダー……大さじ1と2/3（10g）
- だし汁……カップ1/4（50mL）
- 卵……………1/2個（25g）
- オオバコダイエット……小さじ1/6（0.5g）
- 油……………大さじ1/2（6g）
- しょうゆ……小さじ1/2（3g）
- マヨネーズ……大さじ2/3（8g）

作り方
①下ごしらえする
たこは一口大に切る。キャベツはみじん切り、青ねぎは小口切りにする。
②生地をつくる
ボウルにおからパウダー・だし汁を入れてダマができないように混ぜ、卵を加えて混ぜる。オオバコダイエットを加えてさらに混ぜる（オオバコダイエットは時間がたつとトロッとしてくるので様子を見ながら加える。目安はスプーンですくったときに少しモッタリする感じです）。
③焼く
たこ焼き機に油を敷いて生地を流し入れ、たこ、キャベツ・

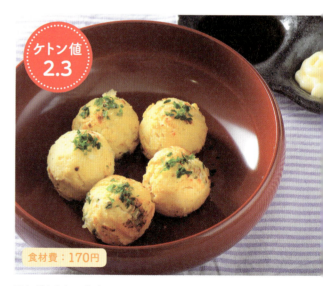

食材費：170円

青ねぎを入れて焼く。
④盛りつける
器に盛り、しょうゆ・マヨネーズを添える。

ケトン値 2.3

ケトン食アレンジ
生地の小麦粉のかわりにおからパウダーを使用することで、ケトン値が0.3→2.3になっています。また、オオバコダイエットを使用することで、生地がまとまりやすくなっています。

おやつ ❾

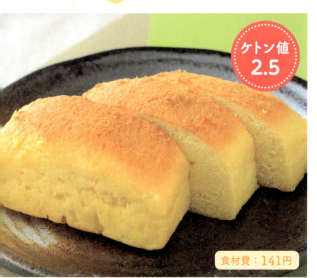

ケトン値 2.5

食材費：141円

ケトン食アレンジ
小麦粉のかわりにおからパウダーを使用し、0kcalの甘味料、つなぎにオオバコダイエットを使用する。生クリームを加えることで、ケトン値0.2→2.5になっています。

一口メモ
アーモンドパウダーを加えることでおから臭さをけすことができます

おからカステラ

25分

エネルギー	192kcal	たんぱく質	5.9g
脂質	16.5g	糖質	2.0g

材料（横7cm×縦7cm×高さ4cm）
おからパウダー
　　大さじ2と小さじ1（14g）
アーモンドパウダー
　　　　　大さじ1（3g）
オオバコダイエット
　　　　　小さじ1/2（1.5g）
ベーキングパウダー
　　　　　小さじ1/2（1g）
塩・・・・・・・・・・・・・0.5g
卵・・・・・・・・・1/2個（25g）
パルスイート カロリーゼロ
　　　　　大さじ2/3（8g）
生クリーム
　　大さじ2と2/3（40g）

作り方
①準備
おからパウダー・アーモンドパウダー・オオバコダイエット・ベーキングパウダー・塩を泡立て器で混ぜる。オーブンを180℃に温める。型にオーブンペーパーをしく。
②生地をつくる
ボウルに卵・パルスイートを入れ、しっかり泡立てる。生クリームを加えさらに泡立てる。①を加えて混ぜる。
③焼く
型に流し入れ、180℃に温めたオーブンで20分程度焼く。

おやつ ❿

おからドーナツ

20分

エネルギー	178kcal	たんぱく質	5.0g
脂質	16.2g	糖質	1.4g

材料

A
- バター・・・・・小さじ2（8g）
- おからパウダー
　　　　　小さじ2（4g）
- アーモンドパウダー
　　　　　　　　8g
- パルスイート カロリーゼロ
　　　　　小さじ1と2/3（5g）
- ベーキングパウダー
　　　　　小さじ1/8（0.5g）
- 卵・・・・・・・・1/3個（20g）
- バニラエッセンス
　　　　　　　　少々
- 揚げ油・・・・・・・・適量

作り方
①生地をつくる
バターを電子レンジに10秒程度かけて軟らかくし、Aの材料を加えぽったりするまで混ぜ合わせる。
②揚げる
①をスプーンで丸めながら180℃に熱した油で色がつくまで揚げる。

ケトン食アレンジ
小麦粉のかわりにおからパウダーを使用し、0kcalの甘味料を使用することで、ケトン値0.4→2.9になっています。

ケトン値 2.9

食材費：106円

一口メモ
中にウインナーを入れるとアメリカンドッグになります♪
まとめて作って冷凍保存もOK！

ケトン値を下げないレシピ

脂質も糖質も極めて少ない料理について

エネルギーが少なく、糖質が極めて少ない料理は、
ケトン値をほとんど下げないため、自由に食べることができます。
しかし、脂質も少ないため、これだけではケトン値を上げることはできません。
1日の中で、ケトン値の高い料理でしっかりケトン値を上げながら、
これらのレシピを使って、おなかがすくときの一品として食事を楽しみましょう。

ケトン値を下げないレシピ ①

わらびもち

15分

エネルギー	1kcal	たんぱく質	0.1g
脂質	0.0g	糖質	0.0g

材料
オオバコダイエット ……… 小さじ2 (8g)
パルスイート カロリーゼロ ……… 小さじ1 (5g)
水 ……… (300mL)

作り方

①糖液を作る
小鍋に水を入れ沸騰直前まで温め、パルスイートを入れて煮溶かす。

②わらびもちを作る
①にオオバコダイエットを少量ずつ加えしっかり混ぜる。（初めのうちにダマができますが、かき混ぜていくうちに消えていきます）

③仕上げる
しっかり混ざったら保冷用の容器に移し荒熱を取った後に冷蔵庫で冷やす。
お好みできなこ・パルスイートをかけてお召し上がりください。

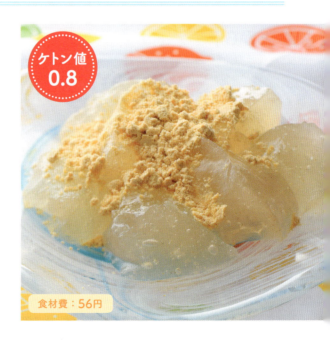

ケトン値 0.8

食材費：56円

一口メモ
オオバコダイエットの匂いが気になる場合は、バニラエッセンスを加えると食べやすくなります。

ケトン値を下げないレシピ ❷

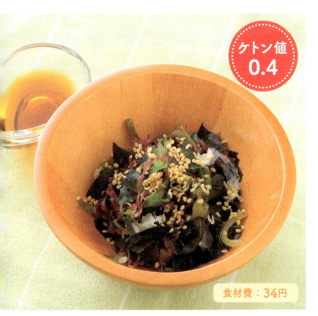

海藻サラダ 10分

エネルギー	14kcal	たんぱく質	1.1g
脂質	0.3g	糖質	1.2g

材料
- 乾燥海藻 …… 2つまみ程度(2.5g)
- 手作り味付けポン酢(P.127) …… 10g
- ごま …… 1g

作り方
①下ごしらえ
乾燥海藻を水に戻しておく。
②仕上げ
水を切った海藻に手作りポン酢、ごまをふりかける。

食材費：34円

ケトン値を下げないレシピ ❸

冷やしうどん 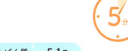 5分

エネルギー	81kcal	たんぱく質	5.1g
脂質	2.5g	糖質	3.5g

材料
- 糖質0麺(平麺) …… 1袋(180g)
- つけめんつゆ(P.127) …… 1/4カップ(50g)
- きざみのり …… 少々
- おろししょうが …… 1g
- 白ごま …… 小さじ1(10g)
- ねぎ …… 5g

作り方
①麺を用意する
糖質0麺を洗い水気をきる。
②仕上げる
お皿に糖質0麺を盛り付けめんつゆとともにきざみのり、おろししょうがを添える。

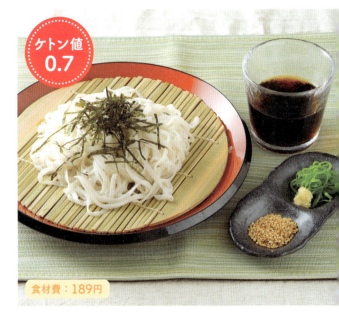

食材費：189円

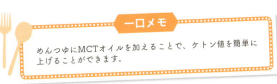

一口メモ
めんつゆにMCTオイルを加えることで、ケトン値を簡単に上げることができます。

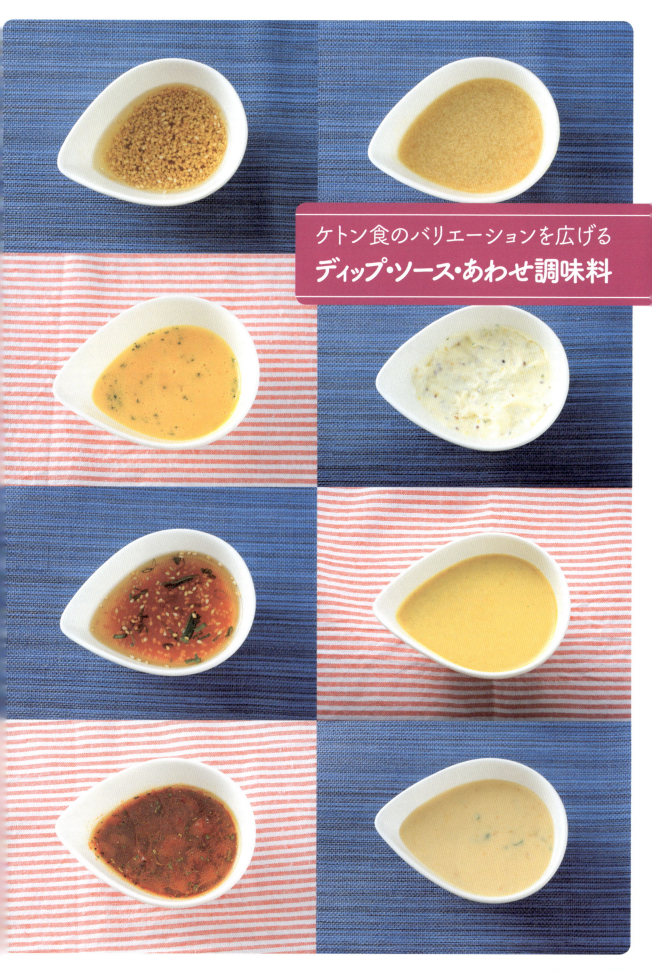

ケトン食のバリエーションを広げる
ディップ・ソース・あわせ調味料

ディップ・ソース ① 和風ごまドレッシング（サラダ、おひたしなどに）

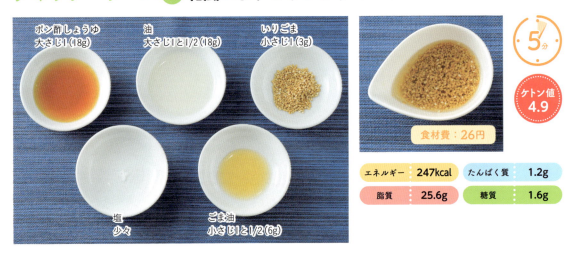

② ごまだれ（鍋もの、サラダ、蒸し料理などに）

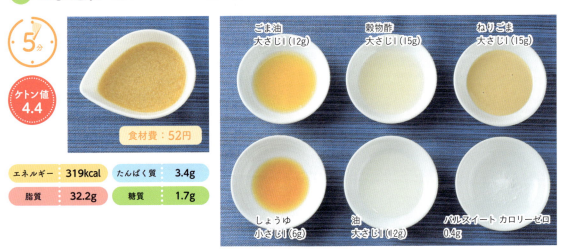

③ 中華ドレッシング（サラダなどに）

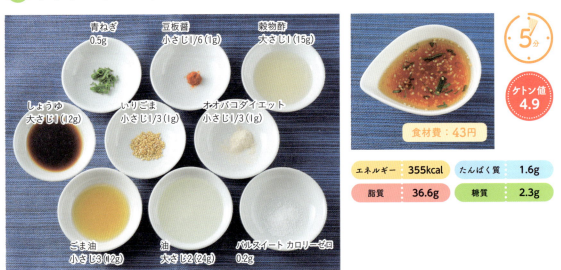

4 マスタードマヨネーズ （ムニエル、ソテーなどに）

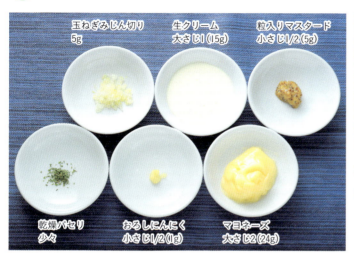
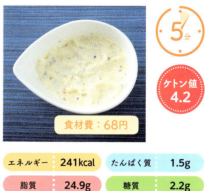

食材費：68円

5分　ケトン値 4.2

エネルギー	241kcal	たんぱく質	1.5g
脂質	24.9g	糖質	2.2g

5 チリトマトソース （ピリ辛料理などに）

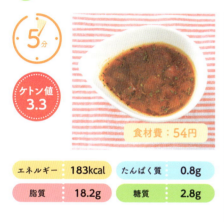
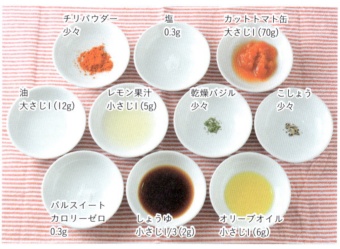

5分　ケトン値 3.3

食材費：54円

エネルギー	183kcal	たんぱく質	0.8g
脂質	18.2g	糖質	2.8g

6 ねぎみそマヨソース （和え物、蒸し料理などに）

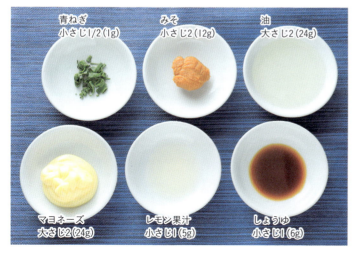
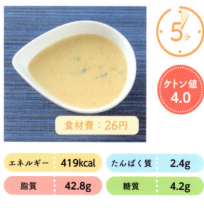

5分　ケトン値 4.0

食材費：26円

エネルギー	419kcal	たんぱく質	2.4g
脂質	42.8g	糖質	4.2g

7 カレー醤油ソース （ムニエル、ソテー、パスタソースなどに）

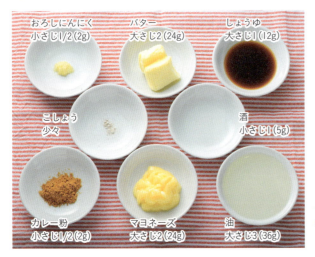
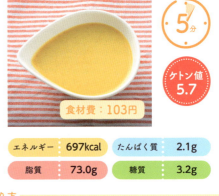

5分　ケトン値 5.7　食材費：103円

エネルギー	697kcal	たんぱく質	2.1g
脂質	73.0g	糖質	3.2g

作り方
① バターを電子レンジで加熱しすべての調味料を混ぜる。

8 カルボナーラソース （サラダなどに）

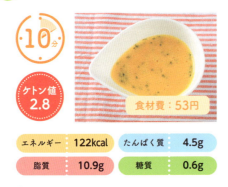
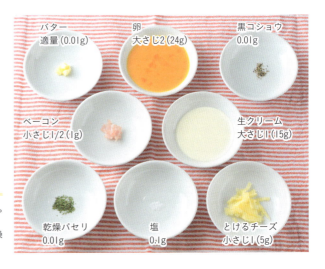

10分　ケトン値 2.8　食材費：53円

エネルギー	122kcal	たんぱく質	4.5g
脂質	10.9g	糖質	0.6g

作り方
① 卵、生クリーム、塩、こしょうをボールに入れて混ぜておく。
② フライパンにバターを入れてベーコンを炒める。
③ 火をとめて①ととけるチーズを加えて混ぜる。最後に乾燥パセリを加える。

9 レモンクリーム （パンケーキなどに）

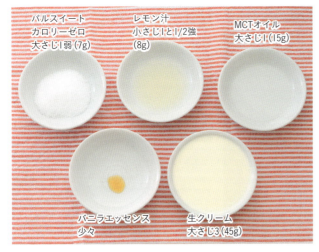
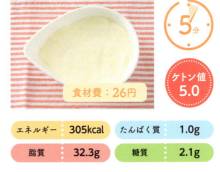

5分　ケトン値 5.0　食材費：26円

エネルギー	305kcal	たんぱく質	1.0g
脂質	32.3g	糖質	2.1g

作り方
① 混ぜる　ボウルに生クリーム・MCTオイル・パルスイート・バニラエッセンスを入れて混ぜる。
② ブレンダーで混ぜる　①にレモン汁を加え、ブレンダーで緩めに混ぜる。（ハンドミキサーの低速で混ぜてもよい）

脂質も糖質も少ないあわせ調味料

一口メモ
ケトン値をほとんど下げないため、自由に使うことができます。まとめ作りをして、冷蔵庫で保存しておくと便利です。

作り方
小鍋に調味料をすべて入れて少し沸騰させ、荒熱を取る。

	しょうゆ	酒	パルスイートカロリーゼロ	ごま	すりおろしにんにく	すりおろししょうが	ごま油	食材費
① 焼き肉のたれ エネルギー：26kcal たんぱく質：0.7g 脂　質：1.5g 糖　質：1.2g ケトン値 1.0	小さじ1 (6g)	小さじ1 (5g)	0.5g	1つまみ (1g)	0.4g	0.8g	小さじ1/4 (1g)	12円

炒め料理などに

作り方
小鍋にかつおだしを取り、甘味料をすべて加えてひと煮立ちさせる。甘味料はお好みで調節してください。

	だし汁	パルスイートカロリーゼロ	しょうゆ	酒	食材費
② つけめんつゆ エネルギー：32kcal　たんぱく質：2.2g 脂　質：0.0g　糖　質：3.1g ケトン値 0.2	40mL	1g	大さじ1と小さじ1強 (25g)	小さじ2強 (12g)	15円
③ 煮物用だし エネルギー：167kcal　たんぱく質：8.1g 脂　質：0.2g　糖　質：13.5g ケトン値 0.2	150mL	15g	90g	90g	128円
④ すきやきだし エネルギー：171kcal　たんぱく質：8.8g 脂　質：0.3g　糖　質：13.5g ケトン値 0.2	1.5カップ (300mL)	15g	90g	90g	128円

作り方
小鍋にかつおだしを取り、甘味料をすべて加えてひと煮立ちさせる。甘味料はお好みで調節してください。

	だし汁	パルスイートカロリーゼロ	しょうゆ	塩	食材費
⑤ うどんだし エネルギー：17kcal　たんぱく質：2.4g 脂：0.3g　糖：1.2g ケトン値 0.5	1.5カップ (300mL)	1.8g	大さじ1 (15g)	0.6g	18円
⑥ おでんだし エネルギー：17kcal　たんぱく質：2.4g 脂：0.3g　糖：1.2g ケトン値 0.5	1.5カップ (300mL)	3.9g	大さじ1 (15g)	0.6g	29円

作り方
小鍋に調味料をすべて入れて少し沸騰させ、あら熱をとる。

	だし汁	酢	しょうゆ	レモン果汁	食材費
⑦ 味付けポン酢 エネルギー：8kcal　たんぱく質：0.7g 脂　質：0.0g　糖　質：1.0g ケトン値 0.2	大さじ1強 (17g)	小さじ1強 (6g)	小さじ1と1/3 (8g)	少々	5円

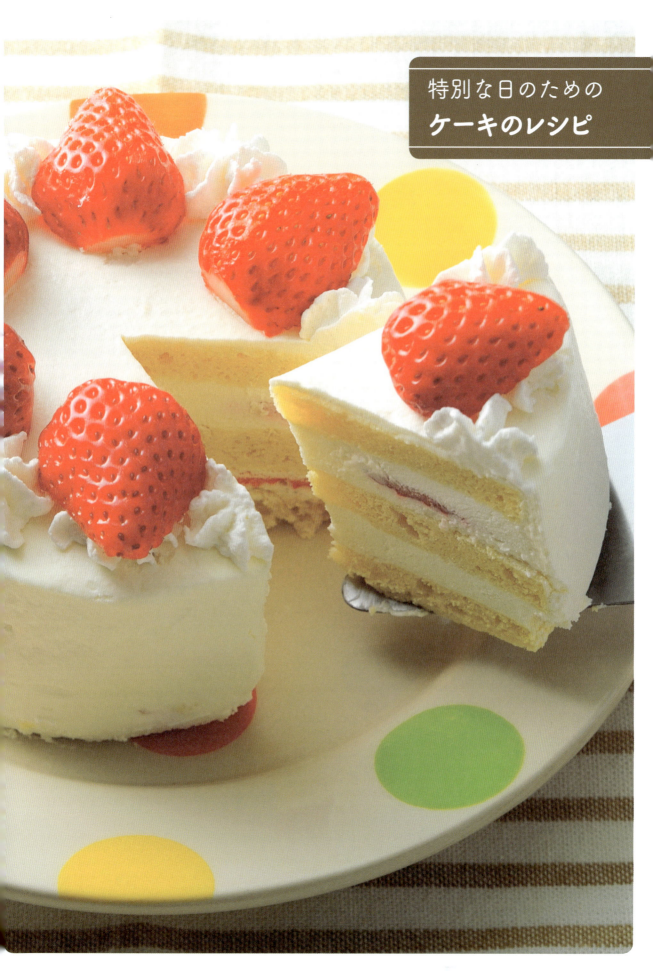

特別な日のための
ケーキのレシピ

特別な日のケーキ ❶

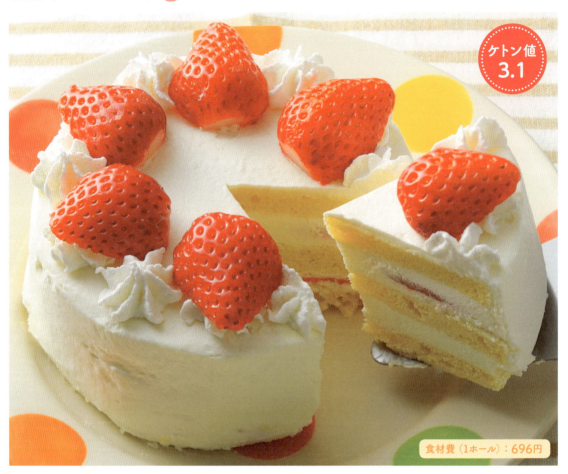

ケトン値 **3.1**

食材費（1ホール）：696円

■ショートケーキ

25分

エネルギー	185kcal	たんぱく質	2.0g
脂質	17.9g	糖質	2.5g

材料（6人分）
【スポンジ生地】
おからパウダー･････････････････大さじ2と1/2 (16.5g)
オオバコダイエット････････････････････････1.5g
ベーキングパウダー･････････････････小さじ2/3 (3g)
パルスイート カロリーゼロ･･････････････小さじ2 (6g)
水････････････････････････････1/4カップ (50g)
卵･････････････････････････････････････30g
マヨネーズ･･････････････････････大さじ1強 (15g)
ココナッツオイル･･････････････････小さじ2強 (10g)
生クリーム･････････････････････････大さじ2 (30g)
【デコレーション用】
生クリーム････････････････････････1/2カップ (150g)
パルスイート カロリーゼロ･･････････････小さじ2杯 (15g)
イチゴ･･････････････････････････1/2パック (100g)

一口メモ

★全量（1ホール分）の栄養量
エネルギー：186kcal、たんぱく質：12.0g、脂質：120g、糖質：15.6g

ケトン食アレンジ

小麦粉のかわりにおからパウダーとオオバコダイエット、砂糖のかわりに0kcalの甘味料を使用し、生地にマヨネーズを加えることで、ケトン値0.6→3.1になっています。

作り方
①スポンジ生地を混ぜる
ボウルにスポンジ生地の材料を入れ、全体にムラがなくなるまで混ぜる(混ぜすぎないようにする)。

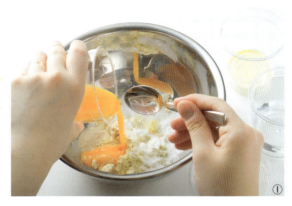

②生地を加熱する
12cm程度の円形シリコン型に①を1/3入れ、500Wの電子レンジで2分間加熱する。

③生地を冷ます
②を3回繰り返してスポンジ生地を3枚つくり、冷ましておく。

④ケーキを組み立てる1
ボウルに生クリーム、パルスイートを入れて下に氷水を当てながら角が立つまで泡立てる。

⑤ケーキを組み立てる2
いちごは一番上に飾る3つをとり分け縦半分に切る、残りのいちごは角切り、またはスライスする。

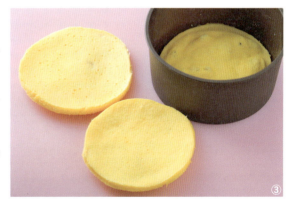

⑥ケーキを組み立てる3
スポンジ生地を1枚おいて上に生クリームを塗り、⑤のいちごを散らしてスポンジ生地を1枚のせる。同様に、のせたスポンジ生地の上に生クリームを塗り、いちごを散らしてスポンジ生地をのせる。

⑦仕上げる
全体を生クリームで覆う。最後にいちごをのせて生クリームで飾り付ける。

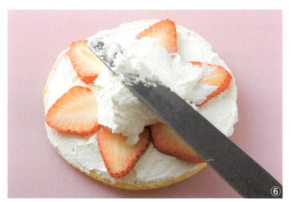

特別な日のケーキ ❷

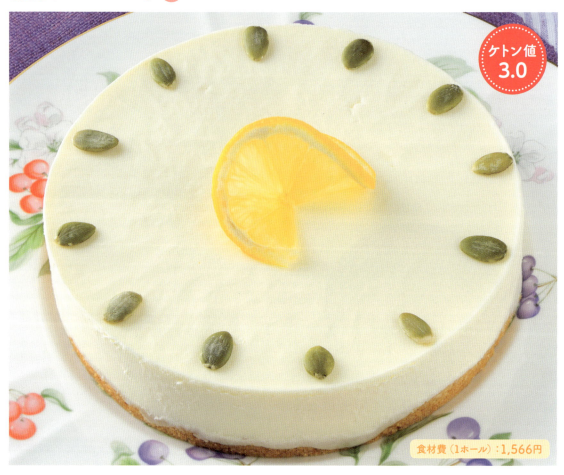

ケトン値 3.0

食材費（1ホール）：1,566円

■ レアチーズケーキ

40分

※水切りの時間は含みません

エネルギー	411kcal	たんぱく質	8.3g
脂質	38.7g	糖質	4.4g

材料（6人分、18cm型1ホール）
【チーズ生地】
無糖ヨーグルト……………………1/2パック（200g）
生クリーム…………………………1パック（200g）
ゼラチン……………………………………………8g
ゼラチン用の水……………………………………40g
クリームチーズ……………………………1.5箱（300g）
パルスイート カロリーゼロ
　　　　　　　　　　　　大さじ2と小さじ1/3（20g）
レモン果汁……………………………………大さじ1（15g）
【クッキー生地】
無塩バター……………………大さじ3と小さじ1（40g）
おからパウダー…………………………大さじ6（30g）
オオバコダイエット……………………………1.5g

一口メモ
飾り付けにはレモンクリーム（P.126）を使用してもOKです。ケトン値もUP！濾す前に生地が固まりだすことがあるのでその場合は湯煎し、緩い状態で裏ごしするとスムーズにできます♪
★全量（1ホール分）の栄養量
エネルギー：2,466kcal、たんぱく質：49.8g、
脂質：232.2g、糖質：26.4g

ケトン食アレンジ
おからパウダーとオオバコダイエットでクッキー生地を作り、砂糖のかわりに0kcalの甘味料を使うことで、ケトン値1.2→3.0になっています。

作り方
①下準備1
ざるの上にキッチンペーパーを敷き、その上にヨーグルト、塩（分量外）をひとつまみ振りかける。

②下準備2
①を4時間程度置き、しっかり水切りする。

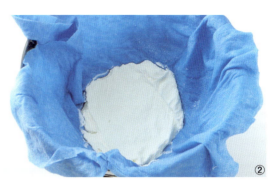

③下準備3
水切りしたヨーグルト・生クリーム・クッキー生地用のバターは常温に戻しておく。ゼラチンは水でふやかす。オーブンは150℃に温めておく。

④クッキー生地をつくる1
常温に戻したバターを細かく切り、おからパウダー・オオバコダイエットを加えてしっかり混ぜ合わせる。

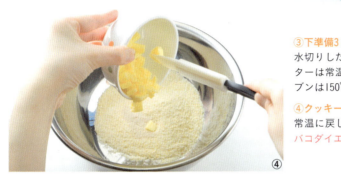

⑤クッキー生地をつくる2
④を底がとれるタイプのケーキ型の底に敷き詰める。

⑥クッキー生地をつくる3
⑤を150℃に温めたオーブンで20分焼く。きつね色に焼けたらオーブンからとりだし、型に入れたまま荒熱を取って冷蔵庫で冷やす。

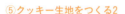

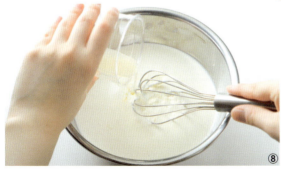

⑦チーズ生地をつくる1
ふやかしたゼラチンは500Wの電子レンジで40秒程度加熱して溶かし、しっかり混ぜて固まらないように常温程度に戻す。クリームチーズは耐熱性のボウルに入れてラップをかけ、500Wの電子レンジで30秒加熱する。加熱ムラができないように途中でひっくり返す。

⑧チーズ生地をつくる2
⑦にパルスイートを加えてよく混ぜる。なめらかになったら②・生クリーム・レモン果汁を加えて混ぜる。

⑨チーズ生地をつくる3
⑧に冷めたゼラチンを入れてよく混ぜて、ザルで濾す。

⑩仕上げる
⑥に⑨を流し入れて2時間程度冷やし固める。

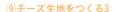

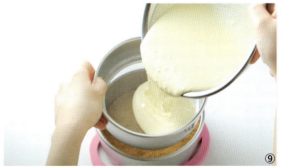

第3部

ケトン食中のモニター

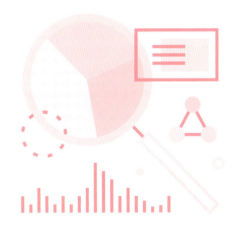

Chapter 1 ケトン食実施中のモニター

A 栄養と成長・発達

　「子ども」と「おとな」の違いは、子どもは「成長・発達する」ことです。「成長」とは体の大きさの変化を指します。一方、「発達」とは、頸がすわり、歩き、走り、話す、考える、笑う、泣く、怒る、同情するなどの運動や知的な機能を加齢とともに獲得することです。栄養、生活リズム、内分泌ホルモン、精神的ストレス、社会的環境、疾病などが、成長発達に大きく影響します。これらの発育に影響する因子がうまく働かないと低身長・高身長、体重増加不良、やせ・肥満、思春期遅発症・思春期早発症などの成長障害を生じます。中でも栄養の質と量はどの成長にも関わる重要な因子です。

　栄養障害は内臓タンパク量が減少し、進行すると免疫系が破たんし、創傷治癒の遅延がおこるなどの影響を及ぼします。これに加えて神経系の発達が完了していない乳幼児期の子どもでは栄養障害は発達にも悪影響を及ぼします。ヒトの神経系の発達と栄養についての発展途上国での研究から、乳児低栄養が永続的な神経系の成長障害（脳DNAと頭囲の減少）と知能低下を招くことが示されました。神経系の発育には脆弱期間（vulnerable period）があり、ヒトでは胎生後期から18か月までです。それ以降の栄養障害はその後いくら食べてもキャッチアップしないといわれています。こどもの知能と頭囲は正の相関があり、子どもの栄養を考えるときに頭囲の測定は必須です。

　子どもは「受動的」で、出生後1〜2年という長い授乳期・離乳期を持っていて、その間は親（保護者）から食物を与えられなければ生存できません。その後も食べ物の入手や調理などを自分で行えるようになるまで、10年以上に渡って保護者からの「受動的」な養育期間を持ちます。このように子どもは周囲の環境に大きく影響を受けながら成長発達していくため、生育環境は栄養を考えるときに重要な要素です。さらに妊娠前の母体のBMIが低いほど低出生体重児の出生率が上がります。出生体重が低いと、児が将来メタボリックシンドロームになるリスクが上がり、「DOHaD」（developmental origins of health and disease）として現在広く支持されています。胎児期から新生児乳児期（発達期）の栄養障害で脂肪細胞数、腎臓のネフロン数や膵β細胞数の減少が起こり、生後分化が完了した時期の環境とミスマッチがおこることで、将来の耐糖能異常や高血圧などの、メタボリックシンドロームを発症するという考え方です。若年女性の痩せは次世代の健康状態にかかわることになります。

　文部科学省は、学校保健統計調査として毎年満5歳から17歳（4月1日現在）の幼児・児童の、厚生労働省は、10年毎に生後14日以上小学校就学前の乳児・幼児の、性別年齢別小児身体計測値データをそれぞれ発表しており、10年に1回小児全年齢にわたる男女別、年齢別身体測定値を入手できます。この身長や体重の計測調査から、男女別に身長曲線・体重曲線等の成長曲線が作られてきました（成長曲線は栄養評価に活用でき、母子手帳や、日本小児内分泌学会のHPから入手できます）。成長を時間軸でとらえたのが成長曲線で、頭囲曲線も加えて、成長の評価をすることは栄養状態の評価でもあります。ケトン食を実施しているお子さんについても、この成長を保持するように経過を追うことが大切です。

Column 7

Scammonの発育曲線

　Scammonの発育曲線とは、身体の4つの発育パターンをグラフ化したものです（図1）。20歳（成人）での成熟度を100％として、それまでの年齢ではどの程度の成熟度であるかを表した曲線です。リンパ型とは、リンパ節などのリンパ組織の発達や免疫系の発達を示し、思春期の頃に成人のレベルを大きく超えて発育しますが、思春期を過ぎると落ち着いていきます。神経系型とは脳や脊髄といった中枢神経系の発育を示し、生後すぐから急激な発育がみられ、6歳までに成人の約90％、12歳ではほぼ100％となります。一般型とは身長・体重や消化管などの内臓の発育を示し、幼児期まで発育が著しく、途中緩やかになりますが思春期の頃からまた急速に発育していきます。生殖型は生殖器の発育を示し、14歳頃から、いわゆる思春期とともに一気に発育します。

　子どもの成長・発達においては栄養との関係はとても重要です。知的発達と大きく関わる脳の発達は出生後すぐから急激な発育がみられることより、この時期から必要な栄養を十分に摂ることが大切です。小児期にケトン食を実施する場合は、各臓器の発育に見合った栄養が確保できているか、節目で栄養士にチェックしてもらいましょう。

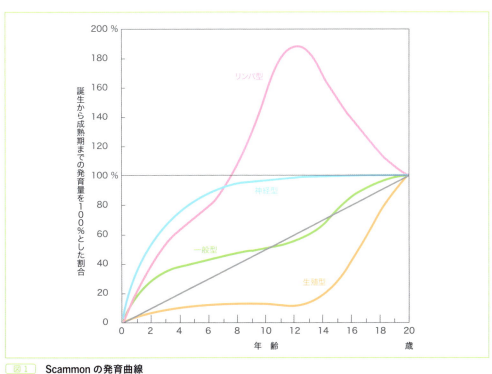

図1　Scammonの発育曲線

B ケトン食実施中の栄養的問題点

　ケトン食を行う際には糖質（炭水化物）の摂取量を制限し、大量の脂質を摂取することが必要になります。そのため、栄養学的な副作用をきたす可能性があることに留意しながら行うことが重要です。Ułamek-Koziołらはケトン食による治療を行った薬剤抵抗性てんかんの小児にみられた副作用を報告しています[1]が、治療開始早期に発現するものから、後期になって問題になるものまで、非常に多彩な副作用が挙げられています（表1）。一方Caiらは、ケトン食による治療を行った難治性てんかんの小児の前方視的研究における安全性と副作用に関するシステマティックレビューを行い[2]、1,376人の小児患者における副作用を頻度別に報告しています（表2）。そのうち栄養的な副作用としては高脂血症4.6%、高コレステロール血症3.8%、高トリグリセライド血症3.2%、低蛋白血症3.8%、低血糖1.8%などとなっています。ケトンフォーミュラ使用中にモニターすべき項目を表3にまとめた。なお、欧米と日本ではケトンフォーミュラに含まれる微量元素などの添加物が異なっているので、これらの副作用のすべてがそのままわが国に当てはまるわけではないことに留意する必要があります。

　そもそも極端に脂質が多い食事を食べることができず、食事量や水分量が減ったり、便秘や腹痛、嘔気などの消化器症状が見られたりすることがあります。このような消化器症状に加えて、アシドーシスや過度のケトーシスによっても嘔吐や体重減少、成長障害をきたすことがありえるので、定期的に血液検査を行うだけではなく、発育状態を確認することが重要です。また、糖質が減ることによって低血糖に陥るリスクがあるため、特に幼少児でケトン食療法を行う場合は、開始後しばらく空腹時の顔色不良や活気低下などの低血糖症状に気をつけるよう家族に説明し、来院時には空腹時血糖値やHbA1cの低値がないか確認することが望ましいでしょう。

　長期にわたってケトン食を継続すると、過剰な脂質によるアテローム形成や血管の硬化性変化、脂肪肝をきたしたり、たんぱく質不足、二次的カルニチン欠乏、野菜や果物の不足に伴うビタミンやビオチン、ミネラルなどの欠乏、食物繊維の不足などをきたしたりすることがあります。高尿酸血症や高カルシウム血症をきたして尿路結石ができたり、骨代謝異常や骨密度低下を認めることもあります。また高脂肪食は高エネルギー食でもあるため、経口のみで摂取している場合は、その食味の悪さから十分量を取り続けるのは難しいことが多いですが、経管栄養などによって十分量のケトン食を継続すると肥満に陥ることもあるので、ケトン値の調整だけではなく総エネルギー量にも注意します。

　このようにケトン食を続けながら栄養バランスを保つことはかなり難しいことは事実ですが、上記のような点に配慮しながら取り組むことによって、大阪母子医療センターでは多くの患者さんが、大きな副作用なくケトン食を実施できています。

表1 ケトン食による治療を受けた薬剤抵抗性てんかん小児でみられた副作用

早期にみられるもの	後期にみられるもの	まれなもの
アシドーシス	アポリポ蛋白Bの変動	アレルギー
便秘	動脈機能の変化	基底核の変化
脱水	アテローム形成	心筋症
胃食道逆流症の悪化	骨折	食道炎
過度のケトーシス	打撲傷	ファンコニ腎尿細管アシドーシス
倦怠感	骨密度の低下	胆石
摂食拒否	脂質異常症	肝炎
胃腸の痛み	高尿酸血症	低カルシウム血症
低血糖	腎結石	低マグネシウム血症
痙攣頻度の増加	成長障害	低ナトリウム血症
無気力	二次的カルニチン欠乏	低蛋白血症
嘔吐	ビタミンDなどのビタミン欠乏	疾病率の上昇
	ミネラル、酵素欠乏	セレン欠乏
	体重減少	リポイド肺炎
		突然死

（Ułamek-Kozioł M, et al: To treat or not to treat drug-refractory epilepsy by the ketogenic diet? That is the question. Ann Agric Environ Med 2016;23:533-536 より一部改変）

表2 ケトン食による治療を受けた反復性てんかん小児でみられた副作用

副作用	人数（%）	副作用	人数（%）
便秘	175（13.2）	骨塩量低下	17（1.2）
胃腸症状	132（9.6）	過敏	12（0.9）
嘔吐	125（9.1）	頻脈	12（0.9）
高脂血症	63（4.6）	胃食道逆流症	10（0.7）
高尿酸血症	61（4.4）	顔面紅潮	10（0.7）
無気力	56（4.1）	血尿	9（0.7）
高コレステロール血症	53（3.8）	誤嚥性肺炎	7（0.5）
感染症	53（3.8）	行動異常	7（0.5）
低蛋白血症	52（3.8）	呼吸不全	6（0.4）
下痢	52（3.8）	カルニチンの減少	6（0.4）
高トリグリセライド血症	44（3.2）	血清亜鉛の低下	5（0.4）
アシドーシス	42（3.1）	鼻出血と挫傷	4（0.3）
空腹感	33（2.4）	血小板減少性紫斑病	3（0.2）
気力減退/倦怠感	32（2.3）	膵炎	2（0.1）
肺炎	29（2.1）	胆石	2（0.1）
脱水	29（2.1）	脂肪肝	2（0.1）
肝酵素の上昇	28（2.0）	脂肪下痢	2（0.1）
低血糖	25（1.8）	毛髪が細くなる	2（0.1）
腹痛	23（1.7）	異食症	1（0.07）
電解質異常	22（1.6）	肺浮腫	1（0.07）
体重減少	20（1.5）	ショック	1（0.07）
発熱	19（1.4）	嚥下障害	1（0.07）
尿路結石	19（1.4）	尿沈渣異常	1（0.07）
味覚異常	17（1.2）		

（Cai QY, et al: Safety and tolerability of the ketogenic diet used for the treatment of refractory childhood epilepsy: a systematic review of published prospective studies. World J Pediatr 2017;13:528-536 より一部改変）

表3 ケトンフォーミュラ使用中のモニター	
注意すべき栄養素・事象	モニター
カルシウム骨粗鬆症	血中Ca測定、骨密度評価
カルニチン*	血清カルニチン分画測定
亜鉛、銅、セレン	血清亜鉛、銅、セレン測定
ビタミンB$_{1,2,6,12}$、C、D	食事摂取量評価
ヨウ素	甲状腺機能測定
成長障害	成長曲線（身長、体重、頭囲）
皮膚や爪の状態	血清亜鉛、セレン測定
低血糖	血糖測定
尿路結石	X-P、超音波検査

＊：カルニチンは現在のケトンフォーミュラに添加されている

C シックデイの対応・非常時の対策

　シックデイ、つまり感染などの体調不良時には、いくつかの注意点があります。まず、感冒薬、抗菌薬、解熱剤などの内服薬は、乳糖不可とし糖質の添加がないようにします。シロップ、ドライシロップ製剤は糖質を含有しているため避け、錠剤の粉砕などで対応するのが望ましいです。ケトン食療法は可能であれば継続し、ケトーシスが急激に下がり、てんかん発作が増悪することがないようにすることが大事です。

　嘔吐・下痢を伴うような病態（胃腸炎など）による脱水を認めるときには、水分の補充が必要です。脱水の兆候としては、皮膚の乾燥（口唇が分かりやすい）、汗が出ない、尿量減少がありますが、重症になるとめまいや意識障害、けいれんを引き起こすこともあります。その際にはケトン食を中断し、水分摂取を促します。経口補液は、OS-1®（糖質濃度2.5％）がよいでしょう。また、薄めたジュースも20～30mL程度であればよいでしょう。多少の糖質を含有しますが、そのために状態が急激に悪化することはないと考えられます。輸液が必要なときには、糖質フリーの生理食塩水や乳酸リンゲル液など、糖質を含まない輸液で対応します。

　嘔吐が強い場合や食欲低下、全身状態悪化時には、低血糖になることもあります。また、ケトーシスが上がりすぎることも全身状態には良くない状態です。その際には、まずは全身状態を立て直すため、糖質を含んだ輸液を行う必要があります。その際には、血糖や尿ケトンを参考にして、適切な輸液を行うようにしましょう。全身状態が改善したら、再度ケトン食を数日かけてゆっくり戻していくようにします。その際には、尿ケトンが指標になります。

　また、ステロイド治療や血液製剤（アルブミン製剤、γグロブリン製剤）を使用するときは、ケトーシスが下がり、てんかん発作が増悪することがあるため、注意が必要です。

　普段より、家族はもとより、かかりつけ医、看護師、教育現場や職場とも情報共有をしておく必要があります。特に、かかりつけ医には、内服薬の処方、緊急時の対応を情報提供しておくようにしましょう。

〈文献〉

1) Ułamek-Kozioł M, et al: To treat or not to treat drug-refractory epilepsy by the ketogenic diet? That is the question. Ann Agric Environ Med 2016;23:533-536.

2) Cai QY, et al: Safety and tolerability of the ketogenic diet used for the treatment of refractory childhood epilepsy: a systematic review of published prospective studies. World J Pediatr 2017;13:528-536.

〈参考〉

・Karberg J, et al：Linear growth retardation in relation to the three phases of growth. Eur J Clin Nutr 1994；48：S25-S44.

・Gale CR, et al：Critical periods of brain growth and cognitive function in children. Brain 2004；127：321-329.

・Wirick M：Cellular growth during early malnutrition. Pediatrics 1971；47：969-978.

・日本小児栄養消化器肝臓学会（編）：小児臨床栄養学　改訂第2版．診断と治療社，2018.

・青天目信：体調不良時の対応．藤井達哉：ケトン食の基礎から実践まで．診断と治療社，2011：170-174.

付 録

学校への説明文
（給食の対応依頼文書例）
食材別ケトン値一覧表

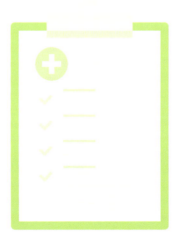

付録1 学校への説明（給食の対応依頼文書例）

ケトン食が必要な児童の学校における食生活留意点

ケトン食とは

体内にケトン体という物質を作り出す食事です。先天代謝異常症や難治性てんかんなどの治療に有効であることがわかっています。

食事を摂取すると、糖質は脂質より優先してエネルギーとして利用されますが、糖質からのエネルギー量が不十分な場合には、脂質がエネルギー源として利用されます。糖質がエネルギーとして利用されるときにはケトン体は産生されませんが、脂質がエネルギーとして利用されるときに、肝臓でケトン体が産生されて筋肉や脳に運ばれ、それぞれの臓器で重要なエネルギー源となります。つまりケトン食とは、可能な限り糖質を制限して脂質を多く摂取する食事療法です。

グルコーストランスポーター1異常症（GLUT-1異常症）におけるケトン食の必要性

GLUT-1異常症は、グルコースを脳のエネルギー源として取り込むことができないために、様々な神経症状や発達遅滞を引き起こす疾患です。そのため、ケトン体がグルコースに代わる唯一のエネルギー源となり、ケトン食を診断早期から継続する事で、神経症状を抑制し発達遅滞を予防改善することができます。GLUT-1異常症においてケトン食は必須で治療の第一選択となります。

難治性てんかんにおけるケトン食の必要性

てんかんの治療の1つにケトン食があります。作用機序はケトン体そのものによる作用、糖質制限による血糖安定化に伴う作用、遊離脂肪酸による神経保護作用などが報告され、患者個々で異なると考えられます。日本では様々な抗てんかん薬が無効の場合に選択されるため、ケトン食が有効な難治性てんかんの患児にとっては、唯一の治療法となります。

給食の食べ方

- 主　　食：糖質を主成分とする主食は食べないようにします。
  代わりに、高脂質で低糖質のケトンパンなどを持参して食べます。
- 副　　食：糖質を主成分とするうどんやパスタ、芋、かぼちゃ、コーンなどはできるだけ盛り付け時に除去してください。代わりに、糖質を多く含まないたんぱく質が主成分の肉類、魚介類、卵、大豆製品や野菜などを増やして盛り付け量を調整してください。事前に家族が献立を確認して、代替できる料理がない場合は、自宅から適当な食事を持参します。
- MCTオイル：MCTオイルとはケトン体を効率よく産生する油です。給食時に持参して、副食などにMCTオイルをかけて食べるようにします。
- 牛　　乳：牛乳は糖質を多く含むため飲まないようにします。代わりに、ケトンミルクを持参して給食のときに飲みます。

補食について

空腹時間が長くなるとふらつきなどの神経症状が出やすい児は、補食が必要な場合があります。補食が必要な場合は、ケトンミルクや、チーズ、ナッツ、サラミソーセージ、ケトンパンなど高脂質で低糖質のものを持参して、決めた時間帯に摂取します。

付録2 ケトン値一覧表

0〜0.05	〜0.1	〜0.2	〜0.3	〜0.4	〜0.5	〜1.0	〜1.5
〜2.0	〜3.0	〜4.0	〜5.0	〜6.0	〜7.0	〜8.0	〜9.0

パン				エネルギー (kcal)	たんぱく質 (g)	脂質 (g)	糖質 (g)
ケトン値	食品名	目安量（g）		エネルギー (kcal)	たんぱく質 (g)	脂質 (g)	糖質 (g)
0.09	フランスパン	3cm厚カット1個	25	70	2.4	0.3	13.7
0.11	ベーグル	1個	80	220	7.7	1.6	41.7
0.11	ライ麦パン	6枚切り1枚	60	158	5	1.3	28.3
0.13	ぶどうパン	ロール1個	40	108	3.3	1.4	19.6
0.14	コッペパン	1個	100	265	8.5	3.8	47.1
0.15	ナン	1枚	90	236	9.3	3.1	41
0.16	イングリッシュマフィン	1個	55	125	4.5	2	21.8
0.16	食パン	6枚切り1枚	60	158	5.6	2.6	26.6
0.24	ロールパン	1個	30	95	3	2.7	14
0.56	クロワッサン	1個	35	157	2.8	9.4	14.7

めん類				エネルギー (kcal)	たんぱく質 (g)	脂質 (g)	糖質 (g)
ケトン値	食品名	目安量（g）		エネルギー (kcal)	たんぱく質 (g)	脂質 (g)	糖質 (g)
0.07	干しうどん（乾）	1食分（1束）	100	348	8.5	1.1	69.5
0.07	うどん（ゆで）	1玉	240	252	6.2	1	49.9
0.07	そうめん・ひやむぎ（乾）	1束	50	178	4.8	0.6	35.1
0.07	そうめん・ひやむぎ（ゆで）	1束	135	171	4.7	0.5	33.6
0.09	マカロニ・スパゲッティ（乾）	1食分（1束）	100	379	12.2	1.9	71.2
0.10	マカロニ・スパゲッテイ（ゆで）	1食分（1束）	240	396	13	2.2	72.7
0.10	蒸し中華めん	1玉	150	297	8	2.6	54.8

その他小麦製品				エネルギー (kcal)	たんぱく質 (g)	脂質 (g)	糖質 (g)
ケトン値	食品名	目安量（g）		エネルギー (kcal)	たんぱく質 (g)	脂質 (g)	糖質 (g)
0.07	小麦粉	大さじ1杯	9	33	0.7	0.1	6.6
0.08	しゅうまいの皮	1枚	3	7	0.2	0	1.4
0.09	ぎょうざの皮	1枚	6	17	0.6	0.1	3.3
0.09	ホットケーキミックス粉	1枚分	50	183	3.9	2	36.3
0.13	ピザ生地	1枚	100	268	9.1	3	48.8
0.19	パン粉	大さじ1杯	3	11	0.4	0.2	1.8
0.22	焼きふ	吸い物1食分	2	8	0.6	0.1	1.1

米・米製品				エネルギー (kcal)	たんぱく質 (g)	脂質 (g)	糖質 (g)
ケトン値	食品名	目安量（g）		エネルギー (kcal)	たんぱく質 (g)	脂質 (g)	糖質 (g)
0.03	おもゆ	中茶碗1杯	120	25	0.4	0	5.6
0.04	五分かゆ	中茶碗1杯	120	43	0.6	0.1	9.4
0.04	全かゆ	中茶碗1杯	120	85	1.3	0.1	18.7
0.04	米飯（白米）	中茶碗1杯	140	235	3.5	0.4	51.5
0.05	もち	丸餅1個	35	82	1.4	0.2	17.6
0.05	米飯（はいが精米）	中茶碗1杯	140	234	3.8	0.8	49.8
0.06	米飯（玄米）	中茶碗1杯	140	231	3.9	1.4	47.9

その他穀類							
ケトン値	食品名	目安量（g）		エネルギー（kcal）	たんぱく質（g）	脂質（g）	糖質（g）
0.06	コーンフレーク	2カップ	40	152	3.1	0.7	32.5
0.12	そば（ゆで）	1玉	160	211	7.7	1.6	38.4
0.43	ポップコーン	30粒（0.2g/粒）	6	29	0.6	1.4	3

いも類							
ケトン値	食品名	目安量（g）		エネルギー（kcal）	たんぱく質（g）	脂質（g）	糖質（g）
0.02	さつまいも	1.5cm厚	40	54	0.5	0.1	11.9
0.05	じゃがいも	中1個	100	76	1.6	0.1	16.3
0.07	さといも	中1個	40	23	0.6	0	4.3
0.08	やまいも	とろろ1食分	70	86	3.2	0.1	17.2
0.09	ながいも	短冊1食分	70	46	1.5	0.2	9

でんぷん製品							
ケトン値	食品名	目安量（g）		エネルギー（kcal）	たんぱく質（g）	脂質（g）	糖質（g）
0.00	かたくり粉	大さじ1杯	9	30	0	0	7.3
0.00	タピオカパール（乾）	ココナッツミルク1食分	10	36	0	0	8.7
0.00	はるさめ（乾）	1食分	15	53	0	0	12.8
0.00	くずきり（乾）	1食分	15	53	0	0	13
0.01	緑豆はるさめ（乾）	1食分	15	53	0	0.1	12.5
0.01	コーンスターチ	大さじ1杯	6	21	0	0	5.2

豆・豆製品（大豆除く）							
ケトン値	食品名	目安量（g）		エネルギー（kcal）	たんぱく質（g）	脂質（g）	糖質（g）
0.05	ゆであずき（缶詰）	ぜんざい1食分	50	109	2.2	0.2	22.9
0.06	つぶしあん（あずき）	饅頭1個分	20	49	1.1	0.1	9.7
0.06	うぐいす豆（えんどう）	25粒	20	48	1.1	0.1	9.5
0.09	うずら豆（いんげんまめ）	10粒	20	47	1.3	0.3	8.7
0.09	おたふく豆（そらまめ）	3粒	20	50	1.6	0.2	9.3
0.21	あずき（乾）	大さじ1杯	12	41	2.4	0.3	4.9
0.63	フライビーンズ（そらまめ）	7粒	10	47	2.5	2.1	3.2

生果物							
ケトン値	食品名	目安量（g）		エネルギー（kcal）	たんぱく質（g）	脂質（g）	糖質（g）
0.00	ナタデココ	10個	30	22	0	0	5.9
0.02	りんご	中1/2個	130	74	0.1	0.3	18.3
0.02	ぶどう（大粒種）	5粒	65	38	0.3	0.1	9.9
0.02	ぶどう	中1房	110	65	0.4	0.1	16.7
0.02	西洋なし	中1/2個	90	49	0.3	0.1	11.3
0.02	なし	中1/2個	130	56	0.4	0.1	13.5
0.02	マンゴー	中1/2個	100	64	0.6	0.1	15.6
0.02	びわ	中1個	35	14	0.1	0	3.2
0.03	かき	中1/2個	70	42	0.3	0.1	10
0.03	いちじく	中1個	60	32	0.4	0.1	7.4
0.03	パインアップル	1/6個分	90	46	0.5	0.1	10.7
0.03	バナナ	中1本	85	73	0.9	0.2	18.2
0.03	ライチー	3個	45	28	0.5	0	7
0.04	みかん	中1個	75	35	0.5	0.1	8.3
0.04	干しがき	1個	30	83	0.5	0.5	17.2
0.04	すいか	1/12個分	500	185	3	0.5	46
0.04	アメリカンチェリー	5粒	45	30	0.5	0	7.1
0.04	もも	中1/2個	100	40	0.6	0.1	8.9
0.04	レモン果汁	スライス2枚分	30	8	0.1	0.1	2.6
0.04	はっさく	1/2個	100	45	0.8	0.1	10
0.04	さくらんぼ	5粒	25	15	0.3	0.1	3.5
0.04	オレンジ・ネーブル	1/2個	80	37	0.7	0.1	8.6
0.04	いよかん	1/2個	75	35	0.7	0.1	8

0.05	キウイフルーツ	中1個	75	40	0.8	0.1	8.3
0.05	グレープフルーツ	1/2個	110	42	1	0.1	9.9
0.05	ぽんかん	1/2個	70	28	0.6	0.1	6.2
0.05	なつみかん	1/2個	100	40	0.9	0.1	8.8
0.06	メロン	1/6個分	100	42	1.1	0.1	9.8
0.07	いちご	中5個	70	24	0.6	0.1	5
0.12	ゆず果皮	1/10個分	2	1	0	0	0.1
0.14	すもも	中1個	60	26	0.4	0.6	4.7
2.88	ココナッツミルク	ミルク1食分	100	150	1.9	16	2.6
4.26	アボカド	1/2個	60	112	1.5	11.2	0.5

ジャム

ケトン値	食品名	目安量（g）		エネルギー(kcal)	たんぱく質(g)	脂質(g)	糖質(g)
0.00	りんごジャム	大さじ1杯	20	43	0	0	10.4
0.00	オレンジマーマレード‐（低糖度）	大さじ1杯	20	39	0.1	0	9.3
0.01	あんずジャム（低糖度）	大さじ1杯	20	41	0.1	0	9.9
0.01	いちごジャム（低糖度）	大さじ1杯	20	39	0.1	0	9.5
0.01	ぶどうジャム	大さじ1杯	20	39	0.1	0	9.2
0.01	ブルーベリージャム	大さじ1杯	20	36	0.1	0.1	7.9

缶詰（果物）

ケトン値	食品名	目安量（g）		エネルギー(kcal)	たんぱく質(g)	脂質(g)	糖質(g)
0.01	西洋なし（缶詰）	1/2個分	45	38	0.2	0	8.9
0.01	りんご（缶詰）	1/2個分	50	42	0.2	0.1	9.9
0.01	パインアップル（缶詰）	1切れ	40	34	0.2	0	7.9
0.02	もも（缶詰）	1切れ（1/2個分）	60	51	0.3	0.1	11.5
0.02	みかん（缶詰）	10粒	50	32	0.3	0.1	7.4

果汁

ケトン値	食品名	目安量（g）		エネルギー(kcal)	たんぱく質(g)	脂質(g)	糖質(g)
0.00	梅ジュース（20%果汁）	コップ1杯	200	98	0	0	24.4
0.00	アセロラジュース（10%果汁）	コップ1杯	200	84	0.2	0	20.6
0.01	パインアップル濃縮還元ジュース	コップ1杯	200	82	0.2	0.2	22.2
0.02	ネクター（30%果汁）	コップ1杯	200	96	0.4	0.2	22.4
0.02	りんご濃縮還元ジュース	コップ1杯	200	86	0.2	0.4	22.8
0.03	ぶどう濃縮還元ジュース	コップ1杯	200	94	0.6	0.6	24
0.04	オレンジ濃縮還元ジュース	コップ1杯	200	84	1.4	0.2	21
0.05	グレープフルーツ濃縮還元ジュース	コップ1杯	200	70	1.4	0.2	17.2

干果物

ケトン値	食品名	目安量（g）		エネルギー(kcal)	たんぱく質(g)	脂質(g)	糖質(g)
0.02	干しぶどう	20粒	20	60	0.5	0	15.3
0.03	バナナ（乾）	10枚	5	15	0.2	0	3.6
0.04	いちじく（乾）	1個	7	20	0.2	0.1	4.5
0.07	あんず（乾）	1個	8	23	0.7	0	4.8
0.08	梅干し	中1個	10	3	0.1	0	0.7

魚

ケトン値	食品名	目安量（g）		エネルギー(kcal)	たんぱく質(g)	脂質(g)	糖質(g)
0.78	あんこう	鍋用1片	50	29	6.5	0.1	0.2
0.79	みなみまぐろ（赤身）	刺身5切れ	50	47	10.8	0.1	0.1
0.80	ふぐ	鍋用1片	30	26	5.8	0.1	0.1
0.80	たら	切り身1切れ	80	62	14.1	0.2	0.1
0.81	きす	3尾	60	48	11.1	0.1	0
0.82	かつお	刺身5切れ	80	91	20.6	0.4	0.1
0.82	きはだまぐろ	刺身5切れ	50	53	12.2	0.2	0
0.82	うまづらはぎ	1尾	100	80	18.2	0.3	0

0.82	びんながまぐろ	刺身5切れ	50	59	13	0.4	0.1
0.84	メルルーサ	切り身1切れ	80	62	13.6	0.5	0
0.85	めばちまぐろ	刺身5切れ	50	54	11.4	0.6	0.1
0.86	くろまぐろ（赤身）	刺身5切れ	50	63	13.2	0.7	0.1
0.88	かれい	切り身1切れ	80	76	15.7	1	0.1
0.89	さより	1尾	80	76	15.7	1	0
0.90	ホキ	切り身1切れ	80	67	13.6	1	0
0.91	したびらめ	1尾	60	58	11.5	1	0
0.92	いとより	1尾	100	93	18.1	1.7	0.1
0.95	わかさぎ	10尾	60	46	8.6	1	0.1
0.98	しらうお	大さじ1杯	30	23	4.1	0.6	0
1.03	ひらめ	切り身1切れ	80	101	17.3	3	0
1.04	しろさけ	切り身1切れ	80	106	17.8	3.3	0.1
1.06	あまだい	切り身1切れ	80	90	15	2.9	0
1.06	めばる	切り身1切れ	80	87	14.5	2.8	0
1.06	かんぱち	切り身1切れ	80	103	16.8	3.4	0.1
1.06	べにざけ	切り身1切れ	80	110	18	3.6	0.1
1.08	すずき	切り身1切れ	80	98	15.8	3.4	0
1.09	あじ	1尾	60	76	11.8	2.7	0.1
1.12	はも	湯引き3切れ	60	86	13.4	3.2	0
1.16	たい	切り身1切れ	80	114	16.5	4.6	0.1
1.19	ます	切り身1切れ	80	123	17.4	5.3	0.1
1.23	いさき	1/2尾	100	127	17.2	5.7	0.1
1.29	かます	1尾	70	104	13.2	5	0.1
1.31	あゆ	1尾	45	68	8	3.6	0.3
1.40	いわし	1尾	50	85	9.6	4.6	0.1
1.41	さわら	切り身1切れ	80	142	16.1	7.8	0.1
1.51	こい	切り身1切れ	80	137	14.2	8.2	0.2
1.59	ぎんざけ	切り身1切れ	80	163	15.7	10.2	0.2
1.61	まながつお	切り身1切れ	80	140	13.7	8.7	0
1.77	さば	切り身1切れ	80	198	16.5	13.4	0.2
1.77	ぶり	切り身1切れ	80	206	17.1	14.1	0.2
1.78	はまち	切り身1切れ	80	201	16.6	13.8	0.2
2.32	さんま	1尾	100	297	17.6	23.6	0.1
2.34	くろまぐろ（トロ）	刺身5切れ	50	172	10.1	13.8	0.1
2.37	みなみまぐろ（トロ）	刺身5切れ	50	176	10.2	14.2	0.1
3.47	あんこうの肝	ティースプーン1すくい	10	45	1	4.2	0.2

貝							
ケトン値	食品名	目安量（g）		エネルギー （kcal）	たんぱく質 （g）	脂質 （g）	糖質 （g）
0.43	とりがい	むき身2個	15	13	1.9	0	1
0.50	かき	中5個	80	48	5.3	1.1	3.8
0.52	しじみ	味噌汁1杯分	20	13	1.5	0.3	0.9
0.54	あわび	刺身スライス5切れ	15	11	1.9	0	0.6
0.57	あかがい	1食分	40	30	5.4	0.1	1.4
0.59	ほっきがい	中1個	50	37	5.6	0.6	1.9
0.60	ほたてがい貝柱	中3個	60	53	10.1	0.2	2.1
0.62	はまぐり	中3個	35	14	2.1	0.2	0.6
0.62	ばかがい	むき身5個	20	12	2.2	0.1	0.5
0.72	たいらがい貝柱	刺身3切れ	30	30	6.5	0.1	0.5
0.75	ほたてがい	中3個	120	86	16.2	1.1	1.8
0.77	さざえ	中1個	30	27	5.8	0.1	0.2
0.77	あさり	味噌汁1杯分	40	12	2.4	0.1	0.2

いか・たこ・えび・かに・その他							
ケトン値	食品名	目安量（g）		エネルギー （kcal）	たんぱく質 （g）	脂質 （g）	糖質 （g）
0.75	なまこ	スライス5切れ	15	3	0.7	0	0.1
0.79	ブラックタイガー	中1尾	15	12	2.8	0	0
0.80	たらばがに	足1本	20	12	2.6	0.1	0
0.81	大正えび	中1尾	15	14	3.3	0	0
0.81	あまえび	中5尾	20	17	4	0.1	0
0.82	しばえび	中5尾	45	37	8.4	0.2	0

0.82	毛がに	足1本	15	11	2.4	0.1	0
0.82	いせえび	1尾（殻付き）295g 廃棄70%	90	83	18.8	0.4	0
0.82	ずわいがに	足1本	15	9	2.1	0.1	0
0.83	くるまえび（養殖）	中1尾	20	19	4.3	0.1	0
0.84	まだこ	刺身3切れ	30	23	4.9	0.2	0
0.85	するめいか	中1/2杯	70	58	12.5	0.6	0.1
0.86	けんさきいか	刺身1食分	50	42	8.8	0.5	0.1
0.89	うに	3片	12	14	1.9	0.6	0.4
1.16	ほたるいか	5杯	40	34	4.7	1.4	0.1

練り製品							
ケトン値	食品名	目安量（g）		エネルギー （kcal）	たんぱく質 （g）	脂質 （g）	糖質 （g）
0.24	なると	3切れ	30	24	2.3	0.1	3.5
0.32	はんぺん	おでん用1食分	50	47	5	0.5	5.7
0.36	焼き竹輪	1本	40	48	4.9	0.8	5.4
0.37	かに風味かまぼこ	1本	10	9	1.2	0.1	0.9
0.38	蒸しかまぼこ	3切れ	35	33	4.2	0.3	3.4
0.42	さつま揚げ	おでん用1食分	40	56	5	1.5	5.6
0.50	だて巻	1切れ	40	78	5.8	3	7
0.59	魚肉ソーセージ	1/2本	45	72	5.2	3.2	5.7

缶詰（魚）							
ケトン値	食品名	目安量（g）		エネルギー （kcal）	たんぱく質 （g）	脂質 （g）	糖質 （g）
0.50	かつお（味付け缶詰）	1食分	40	56	7.4	1.1	4.3
0.81	ずわいがに（水煮缶詰）	1食分	20	15	3.3	0.1	0
0.81	あさり（水煮缶詰）	1食分	30	34	6.1	0.7	0.6
0.95	まぐろ（水煮缶詰）	1食分	40	39	7.3	1	0.2
1.44	さば（水煮缶詰）	1片	35	67	7.3	3.7	0.1
1.45	いわし（水煮缶詰）	1片	30	56	6.2	3.2	0
2.24	まぐろ（油漬缶詰）	1食分	40	115	7.5	9.4	0
2.27	かつお（油漬缶詰）	1食分	40	117	7.5	9.7	0
2.44	いわし（油漬缶詰）	1片	30	108	6.1	9.2	0.1

干物・佃煮							
ケトン値	食品名	目安量（g）		エネルギー （kcal）	たんぱく質 （g）	脂質 （g）	糖質 （g）
0.19	ふな甘露煮	1尾	40	109	6.2	1.4	17.8
0.37	いかなごつくだ煮	1食分	12	34	3.5	0.6	3.7
0.64	いか塩辛	大さじ1杯	18	21	2.7	0.6	1.2
0.81	からしめんたいこ	中1個（1/2腹）	35	44	7.4	1.2	1.1
0.82	くらげ（塩蔵）	1食分	30	7	1.6	0	0
0.84	かつお削り節	小パック1袋	3	11	2.3	0.1	0
0.87	するめ	3片	10	33	6.9	0.4	0
0.88	さくらえび（素干し）	大さじ1杯	3	9	1.9	0.1	0
0.89	しらす干し	大さじ1杯	6	12	2.4	0.2	0
0.93	さんまみりん干し	1尾	100	409	23.9	25.8	20.4
1.03	たらこ	中1個（1/2腹）	35	49	8.4	1.6	0.1
1.29	ししゃも（生干し）	1尾	20	33	4.2	1.6	0
1.36	あじ（開き干し）	1尾	70	118	14.1	6.2	0.1
1.38	ほっけ（開き干し）	1/2尾	80	141	16.5	7.5	0.1
1.40	イクラ	大さじ1杯	16	44	5.2	2.5	0
1.43	塩ざけ	切り身1切れ	80	159	17.9	8.9	0.1
1.59	うなぎかば焼	1食分	80	234	18.4	16.8	2.5
1.70	塩さば	切り身1切れ	80	233	21	15.3	0.1
1.70	蒸しあなご	1尾	50	97	8.8	6.4	0
1.96	めざし	1尾	15	39	2.7	2.8	0.1
1.97	さんま（開き干し）	1尾	100	261	19.3	19	0.1

たまご							
ケトン値	食品名	目安量（g）		エネルギー (kcal)	たんぱく質 （g）	脂質 （g）	糖質 （g）
0.74	鶏卵（卵白）	Mサイズ1個分の卵白	33	16	3.5	0	0.1
1.20	たまご豆腐	1個	100	79	6.4	5	2
1.76	鶏卵（全卵）	Mサイズ1個	50	76	6.2	5.2	0.2
1.97	うずら卵（全卵）	1個	10	18	1.3	1.3	0
2.20	ピータン	1/3個	20	43	2.7	3.3	0
2.90	鶏卵（卵黄）	Mサイズ1個分の卵黄	17	66	2.8	5.7	0

大豆・大豆製品							
ケトン値	食品名	目安量（g）		エネルギー (kcal)	たんぱく質 （g）	脂質 （g）	糖質 （g）
0.38	大豆甘煮（ぶどう豆）	大さじ1杯	15	43	2.1	1.4	4.6
0.67	豆乳	コップ1杯	200	92	7.2	4	5.8
0.70	調製豆乳	コップ1杯	200	128	6.4	7.2	9
0.88	黒大豆（乾）	大さじ1杯	13	54	4.4	2.4	1.9
0.94	充てん豆腐	小1パック	150	89	7.5	4.7	3.3
0.97	おから（乾）	大さじ1杯	3	13	0.7	0.4	0.3
0.98	おから	1食分	50	56	3.1	1.8	1.2
1.00	大豆（乾）	大さじ1杯	13	55	4.4	2.6	1.5
1.02	絹ごし豆腐	冷奴1食分	150	84	7.4	4.5	2.6
1.04	糸引き納豆	1パック	40	80	6.6	4	2.2
1.17	きな粉	大さじ1杯	8	36	2.9	2.1	0.8
1.25	木綿豆腐	湯豆腐1食分	150	108	9.9	6.3	1.8
1.32	大豆（水煮缶詰）	大さじ1杯	14	20	1.8	0.9	0.1
1.42	湯葉（乾）	巻き湯葉1個	2	11	1	0.6	0.1
1.56	焼き豆腐	すき焼き1食分	100	88	7.8	5.7	0.5
1.57	凍り豆腐（乾）	1/2個	10	54	5.1	3.4	0.2
2.00	生揚げ	網焼き1個	60	90	6.4	6.8	0.1
2.12	がんもどき	中1個	60	137	9.2	10.7	0.1
2.59	油揚げ	味噌汁1食分	5	21	1.2	1.7	0

牛肉							
ケトン値	食品名	目安量（g）		エネルギー (kcal)	たんぱく質 （g）	脂質 （g）	糖質 （g）
0.80	牛レバー	1食分	40	53	7.8	1.5	1.5
0.95	牛ランプ赤身（輸入）	1食分	80	97	17.3	2.4	0.4
1.03	牛サーロイン赤身（輸入）	1食分	80	109	17.6	3.5	0.4
1.04	牛もも赤身（輸入）	1食分	80	106	17	3.4	0.3
1.07	牛もも赤身	1食分	80	112	17.5	3.9	0.3
1.09	牛ヒレ赤身（輸入）	1食分	80	106	16.4	3.8	0.2
1.09	牛かた赤身（輸入）	1食分	80	104	16.3	3.7	0.1
1.11	牛ランプ赤身	1食分	80	122	17.6	4.9	0.6
1.16	牛かた赤身	1食分	80	114	15.9	4.9	0.4
1.30	牛サーロイン赤身	1食分	80	142	16.9	7.3	0.5
1.31	牛リブロース赤身（輸入）	1食分	80	143	17.4	7.3	0.3
1.33	牛もも脂身つき（輸入）	1食分	80	132	15.7	6.9	0.3
1.38	牛心臓	焼肉用3切れ	30	43	5	2.3	0
1.40	ローストビーフ	3枚	40	78	8.7	4.7	0.4
1.41	牛かたロース赤身（輸入）	1食分	80	138	15.8	7.6	0.1
1.44	牛ヒレ赤身	1食分	80	156	16.6	9	0.4
1.44	コンビーフ（缶詰）	1食分	30	61	5.9	3.9	0.5
1.50	牛かた脂身つき（輸入）	1食分	80	144	15.2	8.5	0.1
1.61	牛もも脂身つき	1食分	80	167	15.6	10.6	0.3
1.68	牛かたロース赤身	1食分	80	170	15.3	11.1	0.2
1.70	牛リブロース脂身つき（輸入）	1食分	80	185	16.1	12.3	0.3
1.83	牛ランプ脂身つき（輸入）	1食分	80	187	14.7	13.1	0.3
1.87	牛ランプ脂身つき	1食分	80	198	14.9	14.2	0.5
1.90	牛リブロース赤身	1食分	80	198	15	14.2	0.2
1.95	牛かたロース脂身つき（輸入）	1食分	80	192	14.3	13.9	0.1
2.10	牛かた脂身つき	1食分	80	206	13.4	15.7	0.3
2.18	牛ひき肉	1食分	80	218	13.7	16.9	0.2
2.28	牛サーロイン脂身つき（輸入）	1食分	80	238	13.9	19	0.3

2.55	牛かたロース脂身つき	1食分	80	254	13	21.1	0.2
2.56	牛サーロイン脂身つき	1食分	80	267	13.2	22.3	0.3
3.06	牛ばら脂身つき（輸入）	1食分	80	297	11.5	26.3	0.2
3.13	牛タン	焼肉用3枚	60	214	8	19.1	0.1
3.30	牛リブロース脂身つき	1食分	80	327	11.3	29.7	0.2
3.54	牛ばら脂身つき	1食分	80	341	10.2	31.5	0.2
4.17	牛テール	スープ1食分	100	492	11.6	47.1	0

豚肉							
ケトン値	食品名	目安量（g）		エネルギー (kcal)	たんぱく質 （g）	脂質 （g）	糖質 （g）
0.84	プレスハム	1枚	10	12	1.5	0.5	0.4
0.89	豚ヒレ赤身	1食分	80	90	18.2	1.4	0.1
0.94	ボンレスハム	1枚	10	12	1.9	0.4	0.2
0.95	焼き豚	1枚	10	17	1.9	0.8	0.5
1.02	豚かた赤身	1食分	80	98	17.1	2.8	0
1.05	豚ロース赤身	1食分	80	113	18.3	3.7	0.2
1.08	豚そともも赤身	1食分	80	110	17.5	3.8	0.2
1.11	豚もも赤身	1食分	80	114	17.5	4.2	0.2
1.24	豚かたロース赤身	1食分	80	121	16.5	5.4	0
1.64	ロースハム	1枚	15	29	2.5	2.1	0.2
1.73	豚もも脂身つき	1食分	80	180	15.6	12.1	0.2
1.75	フランクフルトソーセージ	1枚	50	149	6.4	12.4	3.1
1.94	豚かた脂身つき	1食分	80	191	14.6	13.8	0
1.95	豚ひき肉	1食分	80	189	14.2	13.8	0.1
2.09	豚かたロース脂身つき	1食分	80	205	14.2	15.4	0
2.10	豚そともも脂身つき	1食分	80	214	14.4	16.2	0.2
2.20	豚ロース脂身つき	1食分	80	233	14.6	18.1	0.2
2.35	ウインナーソーセージ	1本	17	55	2.2	4.8	0.5
2.38	ドライソーセージ	スライス5枚	15	75	3.8	6.5	0.3
3.52	ベーコン	1枚	15	61	1.9	5.9	0
3.59	豚ばら脂身つき	1食分	80	347	10.7	32.1	0

鶏肉							
ケトン値	食品名	目安量（g）		エネルギー (kcal)	たんぱく質 （g）	脂質 （g）	糖質 （g）
0.86	鶏ささ身	1食分	80	91	19.7	0.9	0
0.90	鶏むね（皮なし）	1食分	80	97	19.5	1.5	0
0.97	鶏レバー	串1本分	30	33	5.7	0.9	0.2
1.09	鶏もも（皮なし）	1食分	80	110	17.6	3.8	0
1.66	鶏ひき肉	1食分	80	149	14	9.6	0
1.88	鶏むね（皮つき）	1食分	80	195	15.6	13.8	0
2.11	鶏もも（皮つき）	1食分	80	202	13.8	15.3	0
5.50	鶏皮	串1本分	30	154	2	15.5	0

その他の肉類							
ケトン値	食品名	目安量（g）		エネルギー (kcal)	たんぱく質 （g）	脂質 （g）	糖質 （g）
0.81	くじら赤身	刺身5切れ	25	27	6	0.1	0.1
0.85	しか赤身	1食分	60	66	13.4	0.9	0.3
0.94	うま赤身	刺身5切れ	25	28	5	0.6	0.1
1.53	ラムもも脂身つき	1食分	80	158	16	9.6	0.2
1.71	マトンロース脂身つき	1食分	80	180	15.8	12	0.2
1.79	マトンもも脂身つき	1食分	80	179	15	12.2	0.1
2.58	ラムロース脂身つき	1食分	80	248	12.5	20.7	0.2
4.31	フォアグラ（ゆで）	1食分	20	102	1.7	10	0.3

乳・乳飲料							
ケトン値	食品名	目安量（g）		エネルギー (kcal)	たんぱく質 （g）	脂質 （g）	糖質 （g）
0.03	乳酸菌飲料	コップ1杯	200	142	2.2	0.2	32.8
0.07	フルーツ乳飲料	コップ1杯	200	92	2.4	0.4	19.8
0.13	飲むヨーグルト（加糖）	コップ1杯	200	130	5.8	1	24.4

ケトン値	食品名	目安量（g）		エネルギー（kcal）	たんぱく質（g）	脂質（g）	糖質（g）
0.15	ヨーグルト（脱脂加糖）	3/4 カップ	150	101	6.5	0.3	17.9
0.18	加糖練乳	1 食分	15	50	1.2	1.3	8.4
0.23	脱脂粉乳	コップ 1 杯分	24	86	8.2	0.2	12.8
0.25	脱脂乳	コップ 1 杯	200	66	6.8	0.2	9.4
0.28	アイスミルク	1 カップ	170	284	5.8	10.9	40.6
0.30	ソフトクリーム	1 個	150	219	5.7	8.4	30.2
0.32	コーヒー乳飲料	コップ 1 杯	200	112	4.4	4	14.4
0.34	低脂肪乳	コップ 1 杯	200	92	7.6	2	11
0.34	アイスクリーム	1 カップ	120	216	4.7	9.6	27.8
0.35	ヨーグルト（低脂肪無糖）	3/4 カップ	150	68	5.6	1.5	7.8
0.42	コーヒーホワイトナー（乳脂肪粉状）	スティック 1 本	3	16	0.2	0.8	1.8
0.45	人乳		100	65	1.1	3.5	7.2
0.45	調製粉乳	100ml 分	13	67	1.6	3.5	7.3
0.54	ラクトアイス	1 カップ	190	426	5.9	25.8	42.2
0.60	ヨーグルト（全脂無糖）	3/4 カップ	150	93	5.4	4.5	7.4
0.61	コーヒーホワイトナー（植物性脂肪粉状）	スティック 1 本	3	17	0.1	1.1	1.6
0.64	無糖練乳	1 食分	15	22	1	1.2	1.7
0.70	普通牛乳	コップ 1 杯	200	134	6.6	7.6	9.6
1.01	カテージチーズ	大さじ 1 杯	10	11	1.3	0.5	0.2
1.56	モッツァレラチーズ	スライス 1 枚	17	47	3.1	3.4	0.7
1.57	パルメザンチーズ	大さじ 1	6	29	2.6	1.8	0.1
1.73	エダムチーズ	1 切れ	25	89	7.2	6.3	0.4
1.76	ホイップクリーム（植物性脂肪）	大さじ 1 杯	15	60	0.9	5.4	1.9
1.82	コーヒーホワイトナー（乳脂肪液状）	コーヒー 1 杯分	5	11	0.3	0.9	0.3
1.97	ゴーダチーズ	スライス 1 枚 20g	20	76	5.2	5.8	0.3
1.98	プロセスチーズ	スライス 1 枚	18	61	4.1	4.7	0.2
2.08	ホイップクリーム（乳脂肪）	大さじ 1 杯	15	65	0.3	6.1	1.9
2.15	カマンベールチーズ	1 個	16	50	3.1	4	0.1
2.46	チーズスプレッド	ミニパック 1 つ	15	46	2.4	3.9	0.1
3.23	クリームチーズ	1 個	18	62	1.5	5.9	0.4
3.57	生クリーム（植物性脂肪）	大さじ 1 杯	15	59	1	5.9	0.4
3.59	コーヒーホワイトナー（植物性脂肪液状）	コーヒー 1 杯分	5	12	0.2	1.2	0.1
4.73	生クリーム（乳脂肪）	大さじ 1 杯	15	65	0.3	6.8	0.5

油脂							
ケトン値	食品名	目安量（g）		エネルギー（kcal）	たんぱく質（g）	脂質（g）	糖質（g）
8.38	ソフトマーガリン	大さじ 1	12	92	0	10	0
8.46	バター	大さじ 1	12	89	0.1	9.7	0
8.52	無塩バター	大さじ 1	12	92	0.1	10	0
8.91	牛脂	1 個	7	66	0	7	0
9.00	あまに油	大さじ 1	12	111	0	12	0
9.00	えごま油	大さじ 1	12	111	0	12	0
9.00	オリーブ油	大さじ 1	12	111	0	12	0
9.00	ごま油	大さじ 1	12	111	0	12	0
9.00	大豆油	大さじ 1	12	111	0	12	0
9.00	調合油	大さじ 1	12	111	0	12	0
9.00	なたね油	大さじ 1	12	111	0	12	0
9.00	パーム油	大さじ 1	12	111	0	12	0
9.00	ラード	大さじ 1	12	113	0	12	0
9.00	ショートニング	大さじ 1	12	110	0	12	0

種実							
ケトン値	食品名	目安量（g）		エネルギー（kcal）	たんぱく質（g）	脂質（g）	糖質（g）
0.02	くり甘露煮	5 粒	65	155	1.2	0.3	35.1
0.05	くり	小〜中殻付き 1 個	15	25	0.4	0.1	4.9
0.07	甘ぐり	殻付き 1 個 6.4	5	11	0.2	0	2
0.10	ぎんなん	殻付き 1 個 3g	2	3	0.1	0	0.7
1.43	カシューナッツ（フライ・味付け）	10 粒	15	86	3	7.1	3
1.68	ピーナッツバター	大さじ 1	17	109	4.3	8.6	2.4
1.73	落花生（炒り）	1 個	2	9	0.4	0.8	0.2
1.85	バターピーナッツ	10 粒	6	36	1.5	3.1	0.7
2.03	アーモンド（乾）	10 粒	10	59	2	5.2	1.1

2.12	アーモンド（フライ・味付け）	10粒	10	61	1.9	5.4	1
2.13	ピスタチオ（炒り・味付け）	殻付き2個	1	3	0.1	0.3	0.1
2.17	ひまわり（フライ・味付け）	10粒	2	12	0.4	1.1	0.2
2.33	かぼちゃ（炒り・味付け）	10粒	5	29	1.3	2.6	0.2
2.52	ごま（炒り）	小さじ1	3	18	0.6	1.6	0.2
3.15	ココナッツパウダー	クッキー1枚分	1	7	0.1	0.7	0.1
3.22	ヘーゼルナッツ（フライ・味付け）	10粒	15	103	2	10.4	1
3.51	くるみ（炒り）	1かけ	3	20	0.4	2.1	0.1
3.94	マカダミアナッツ（炒り・味付け）	中1個	2	14	0.2	1.5	0.1

野菜							
ケトン値	食品名	目安量（g）		エネルギー（kcal）	たんぱく質（g）	脂質（g）	糖質（g）
0.01	きゅうりピクルス	小2本	14	9	0	0	2.3
0.03	しょうが甘酢漬	お寿司のガリ	5	3	0	0	0.5
0.04	大根福神漬	漬物1食分	20	27	0.5	0	5.9
0.05	しろうり奈良漬	奈良漬1食分	20	31	0.9	0	7.7
0.05	にんじんジュース	コップ1杯	200	56	1.2	0.2	13
0.06	かぼちゃ（西洋）	煮物1食分	80	73	1.5	0.2	13.7
0.07	れんこん	煮物1食分	60	40	1.1	0.1	8.1
0.07	クリームコーン（缶詰）	コーンスープ	100	84	1.7	0.5	16.8
0.07	トマトミックスジュース	コップ1杯	200	34	1.2	0	7.2
0.07	たまねぎ	大皿炒め物（1/4個分）	50	19	0.5	0.1	3.6
0.07	にんじん	大皿野菜炒め	20	8	0.1	0	1.3
0.07	ふき	煮物1食分	40	4	0.1	0	0.7
0.07	かんぴょう（乾）	巻きずし1本分	3	8	0.2	0	1.1
0.08	ずいき	小鉢1つ分	40	6	0.2	0	1
0.09	ごぼう	きんぴらごぼう小鉢1つ分	30	20	0.5	0	2.9
0.09	かぼちゃ（日本）	煮物1食分	80	39	1.3	0.1	6.5
0.09	ミニトマト	2つ分	20	6	0.2	0	1.2
0.09	黄ピーマン	炒め物1食分（1/10個分）	10	3	0.1	0	0.5
0.09	スイートコーン（缶詰）	添え、サラダのトッピング1食分	30	25	0.7	0.2	4.4
0.10	切り干し大根（乾）	煮物小鉢1つ分	7	21	0.7	0.1	3.4
0.10	トマト	サラダ串切り2つ分（中トマト1/5個）	40	8	0.3	0	1.5
0.10	赤ピーマン	炒め物1食分（1/10個分）	10	3	0.1	0	0.6
0.11	大根	大根おろし、小鉢1つ分	60	11	0.3	0.1	1.6
0.11	くわい	中1個	20	25	1.3	0	4.8
0.11	白ねぎ	鍋一人前	20	7	0.3	0	1.2
0.11	トマトジュース	コップ1杯	200	34	1.4	0.2	6.6
0.11	とうがん	煮物小鉢1つ分	100	16	0.5	0.1	2.5
0.12	セロリ	スープ1食分	20	3	0.1	0	0.4
0.12	かぶ	中1個（直径6cm）	60	12	0.4	0.1	1.9
0.12	大根ぬかみそ漬	漬物1食分	20	6	0.3	0	1
0.13	わさび漬	小さじ1	5	7	0.4	0	1.3
0.13	わけぎ	小鉢1つ分	30	9	0.5	0	1.4
0.14	しょうが	薬味（スライス1枚分）	1	0	0	0	0
0.14	うど	1本	180	32	1.4	0.2	5.2
0.14	きゅうりぬかみそ漬	5切れ	30	8	0.5	0	1.4
0.14	にんにくの茎	大皿炒め物1食分	30	14	0.6	0.1	2
0.15	金時にんじん	煮物小鉢1つ分	60	26	1.1	0.1	3.4
0.15	にんにく	スライス1枚分	1	1	0.1	0	0.2
0.16	スナップえんどう	3さや	15	6	0.4	0	1.1
0.16	干しぜんまい（乾）	小鉢1つ分	20	59	2.9	0.1	7.2
0.16	トマト（ホール缶詰）	スープ1食分	60	12	0.5	0.1	1.9
0.16	かぶぬかみそ漬	1口大5切れ	25	7	0.4	0	1
0.17	なす	1/2本	30	7	0.3	0	0.9
0.18	青ピーマン	炒め物1食分（小さいもの1つ分）	30	7	0.3	0.1	0.8
0.18	かぶ塩漬	小鉢1つ分	50	12	0.5	0.1	1.5

0.18	きゅうり塩漬	5切れ	30	5	0.3	0	0.7
0.19	キャベツ	1枚50〜70g ソテー1食分	50	12	0.7	0.1	1.7
0.19	しろうり	酢の物	40	6	0.4	0	0.8
0.19	はくさい	小鉢1つ分	80	11	0.6	0.1	1.5
0.19	ラディッシュ	1個	10	2	0.1	0	0.2
0.20	なすぬかみそ漬	漬物1食分	20	5	0.3	0	0.7
0.20	スイートコーン・未熟種子-生	焼きとうもろこし1/4本	40	37	1.4	0.7	5.5
0.22	きゅうり	2/3本 和え物1食分	60	8	0.6	0.1	1.1
0.22	なす塩漬	1食分	20	5	0.3	0	0.5
0.23	はくさいキムチ	1食分	20	9	0.6	0.1	1
0.24	レタス	サラダ1人分	30	4	0.2	0.1	0.5
0.24	さやいんげん	5本 胡麻和え1人前	50	12	0.9	0.1	1.4
0.25	ふきのとう	生1個	13	6	0.3	0	0.5
0.25	さやえんどう	5さや（小さめ）	10	4	0.3	0	0.5
0.26	青ねぎ	薬味	3	1	0.1	0	0.1
0.26	みつば	汁物	4	1	0	0	0.1
0.26	しろうり塩漬	1食分	20	3	0.2	0	0.3
0.27	ヤングコーン	1本	10	3	0.2	0	0.3
0.27	そらまめ	5〜7粒	40	43	4.4	0.1	5.2
0.28	のざわな塩漬	1食分	20	4	0.2	0	0.3
0.29	にがうり	1/4本	40	7	0.4	0	0.5
0.30	グリーンピース	大さじ1	10	9	0.7	0	0.8
0.30	ズッキーニ	1/3本（大皿炒め物）	50	7	0.7	0.1	0.8
0.32	チンゲンサイ	小鉢1つ分（1/4袋）	70	6	0.4	0.1	0.6
0.32	かぶぬかみそ漬	小鉢1つ分	50	17	1.7	0.1	1.6
0.33	かぶの葉塩漬	小鉢1つ分	50	15	1.2	0.1	1.2
0.33	たくあん漬	1食分	20	5	0.4	0	0.4
0.35	めキャベツ	1粒分	15	8	0.9	0	0.7
0.36	みずな	サラダ小鉢1つ分	30	7	0.7	0	0.5
0.36	カリフラワー	酢の物1食分	50	14	1.5	0.1	1.2
0.37	もやし	小鉢1つ分（1袋３００g）	50	8	1	0	0.7
0.38	アスパラガス	5本	80	18	2.1	0.2	1.7
0.38	りょくとうもやし	小鉢1つ分（1袋３００g）	50	7	0.9	0.1	0.7
0.38	サニーレタス	サラダ1人分	8	1	0.1	0	0.1
0.40	オクラ	5本 小鉢1つ分	50	15	1.1	0.1	0.8
0.43	大根葉	ふりかけ	30	8	0.7	0	0.4
0.43	たかな漬	1食分	20	7	0.6	0	0.4
0.43	サラダ菜	サラダ1人分	10	1	0.1	0	0.1
0.43	たけのこ（水煮缶詰）	大皿炒め物	20	5	0.5	0	0.3
0.45	にら	野菜炒め	30	6	0.5	0.1	0.4
0.46	あさつき	3本	10	3	0.4	0	0.2
0.49	みょうが	1個分	15	2	0.1	0	0.1
0.49	かぶの葉	小鉢1つ分	50	10	1.2	0	0.5
0.51	たけのこ	煮物小鉢1つ分	70	18	2.5	0.1	1.1
0.51	せり	小鉢1つ分	70	12	1.4	0.1	0.6
0.53	かいわれ大根	和え物、サラダのトッピング1食分	5	1	0.1	0	0.1
0.54	アルファルファもやし	小鉢1つ分（1袋３００g）	50	6	0.8	0.1	0.3
0.63	こまつな	小鉢1つ分（1/3束）	70	10	1.1	0.1	0.4
0.64	しゅんぎく	1株	20	4	0.5	0.1	0.1
0.66	わらび	小鉢1つ分	50	11	1.2	0.1	0.2
0.67	おおさかしろな	小鉢1つ分	70	9	1	0.1	0.3
0.67	よもぎ	よもぎ餅1個分	15	7	0.8	0	0.1
0.72	トウミョウ	1パック	85	23	3.2	0.3	0.6
0.73	ブロッコリー	サラダ1食分	60	20	2.6	0.3	0.5
0.73	パセリ	トッピング	0	0	0	0	0
0.76	しそ	1枚	1	0	0	0	0
0.82	モロヘイヤ	小鉢1つ分	50	19	2.4	0.3	0.2
0.83	たらのめ	2個	15	4	0.6	0	0
0.85	ほうれんそう	小鉢1つ分	80	16	1.8	0.3	0.2

0.86	クレソン	1/2袋	40	6	0.8	0	0
0.98	えだまめ	1掴み15さや	30	41	3.5	1.9	1.1
1.20	バジル	トッピング	0	0	0	0	0
1.33	大豆もやし	小鉢1つ分 (1袋300g)	50	19	1.9	0.8	0

きのこ							
ケトン値	食品名	目安量（g）	エネルギー (kcal)	たんぱく質 （g）	脂質 （g）	糖質 （g）
0.27	えのきたけ	みそ汁1杯	25	6	0.7	0.1	0.9
0.30	きくらげ（乾）	炒め物1食分	1	2	0.1	0	0.1
0.31	まつたけ	焼き物1食分	40	9	0.8	0.2	1.4
0.33	なめこ	みそ汁1杯分	25	4	0.4	0.1	0.5
0.36	干しいたけ（乾）	煮物1食分	2	4	0.4	0.1	0.4
0.39	エリンギ	炒め物1食分	30	6	0.8	0.1	0.8
0.50	生しいたけ	煮物1食分	25	5	0.8	0.1	0.4
0.63	しめじ	みそ汁1杯分	40	5	1	0.2	0.4
0.65	まいたけ	みそ汁1杯分	25	4	0.5	0.1	0.2
0.89	マッシュルーム	炒め物1食分	25	3	0.7	0.1	0

海藻・こんにゃく							
ケトン値	食品名	目安量（g）	エネルギー (kcal)	たんぱく質 （g）	脂質 （g）	糖質 （g）
0.12	昆布つくだ煮	小皿1皿分	5	8	0.3	0.1	1.3
0.12	昆布（素干し）	みそ汁1杯分	3	4	0.2	0	0.9
0.15	削り昆布	吸い物1杯分	5	6	0.3	0	1.1
0.24	塩昆布	小皿1皿分	3	3	0.5	0	0.7
0.29	こんにゃく	煮物1食分	50	3	0.1	0	0
0.46	わかめ（素干し）	小鉢1つ分	3	4	0.4	0	0.3
0.54	味付けのり	1袋	2	5	0.6	0.1	0.2
0.58	ひじき（乾）	煮物1食分	10	15	0.9	0.3	0.7
0.68	焼きのり	1枚	3	6	1.2	0.1	0.2
0.70	カットわかめ	みそ汁1杯分	1	1	0.2	0	0.1
0.79	ところてん	小鉢1つ分	100	2	0.2	0	0
1.44	もずく（塩蔵）	煮物1食分	35	1	0.1	0	0
1.64	めかぶ	小鉢1つ分	25	3	0.2	0.2	0

調味料							
ケトン値	食品名	目安量（g）	エネルギー (kcal)	たんぱく質 （g）	脂質 （g）	糖質 （g）
0.00	上白糖	小さじ1	3	12	0	0	3
0.00	三温糖	小さじ1	3	11	0	0	3
0.00	グラニュー糖	小さじ1	4	15	0	0	4
0.00	粉糖	小さじ1	3	12	0	0	3
0.00	粉あめ	大さじ1	9	34	0	0	8.7
0.00	水あめ	小さじ1	7	23	0	0	6
0.00	ぶどう糖	1個	3	10	0	0	2.7
0.00	ぶどう糖果糖液糖	1個	12	33	0	0	9
0.00	はちみつ	小さじ1	7	21	0	0	5.6
0.00	メープルシロップ	小さじ1	6	15	0	0	4
0.00	すし酢	大さじ1杯	15	23	0	0	5.2
0.00	みりん	大さじ1杯	18	43	0.1	0	7.8
0.01	黒砂糖	小さじ1	3	11	0.1	0	2.7
0.01	バルサミコ酢	小さじ1	5	5	0	0	1
0.02	ウスターソース（中濃）	小さじ1	6	8	0	0	1.8
0.02	穀物酢	小さじ1	5	1	0	0	0.1
0.02	りんご酢	小さじ1	5	1	0	0	0.1
0.02	ウスターソース	小さじ1	6	7	0.1	0	1.6
0.02	三杯酢	大さじ1杯	17	15	0.2	0	3.1
0.02	お好み焼きソース	小さじ1	6	9	0.1	0	2
0.03	トマトケチャップ	大さじ1杯	15	18	0.3	0	3.8
0.04	ベーキングパウダー	大さじ1杯	12	15	0	0.1	3.5
0.05	焼き鳥のたれ	大さじ1杯	18	24	0.6	0	5.3

0.05	昆布だし	みそ汁1杯分	150	6	0.2	0	1.4
0.05	しいたけだし	みそ汁1杯分	150	6	0.2	0	1.4
0.06	シナモン（粉）	ひとふり	0	0	0	0	0.1
0.06	オニオンパウダー	大さじ1杯	6	22	0.5	0.1	4.8
0.07	おろしにんにく	大さじ1杯	15	26	0.7	0.1	5.6
0.09	和風ドレッシング	大さじ1杯	17	14	0.5	0	2.7
0.09	辛子酢みそ	大さじ1杯	17	38	0.9	0.4	7.6
0.10	おろししょうが	小さじ1杯	4	2	0	0	0.3
0.10	めんつゆ（ストレート）	そば猪口1杯分	75	33	1.7	0	6.5
0.10	トマトピューレー	大さじ1杯	15	6	0.3	0	1.2
0.11	焼き肉のたれ	大さじ1杯	18	30	0.8	0.4	5.9
0.13	トマトソース	大さじ1杯	15	7	0.3	0	1.1
0.14	さんしょう（粉）	小さじ1杯	2	8	0.2	0.1	1.4
0.14	白こしょう（粉）	ひとふり	0	0	0	0	0
0.14	チリペッパーソース	小さじ1	6	3	0	0	0.3
0.14	黒こしょう（粉）	ひとふり	0	0	0	0	0
0.15	二杯酢	大さじ1杯	16	9	0.6	0	1.4
0.15	固形ブイヨン	1個	5	12	0.4	0.2	2.1
0.16	顆粒中華だし	小さじ1	3	5	0.3	0	0.9
0.17	ぽん酢しょうゆ	大さじ1杯	18	8	0.6	0	1.4
0.17	オイスターソース	小さじ1	6	6	0.5	0	1.1
0.18	エビチリの素	1人前	30	17	0.4	0.4	2.9
0.19	甘みそ	大さじ1杯	18	39	1.7	0.5	5.8
0.21	とうがらし（粉）	小さじ1杯	2	8	0.3	0.2	1.3
0.22	パセリ（乾）	ひとふり	1	3	0.3	0	0.5
0.24	うすくちしょうゆ	小さじ1	6	3	0.3	0	0.5
0.24	たまりしょうゆ	小さじ1	6	7	0.7	0	1
0.24	こいくちしょうゆ	小さじ1	6	4	0.5	0	0.6
0.24	だししょうゆ	小さじ1	6	2	0.2	0	0.3
0.25	わさび（練り）	小さじ1杯	6	16	0.2	0.6	2.4
0.25	顆粒和風だし	小さじ1	3	7	0.7	0	0.9
0.27	減塩しょうゆ（こいくち）	小さじ1	6	4	0.5	0	0.5
0.28	お茶漬けの素（鮭）	1食分	6	15	1.1	0.2	1.9
0.28	冷やし中華のたれ	冷やし中華1食分	70	40	1.8	1.1	5.3
0.29	かつお・昆布だし	みそ汁1杯分	150	3	0.5	0	0.5
0.30	酒かす	かす汁1杯分	25	57	3.7	0.4	4.7
0.31	デミグラスソース	大さじ1杯	16	13	0.5	0.5	1.8
0.34	ゆずこしょう	大さじ1杯	18	9	0.2	0.1	0.6
0.35	練りからし	小さじ1杯	6	19	0.4	0.9	2.4
0.37	即席みそ（粉末タイプ）	1食分	10	34	2.2	0.9	3.6
0.37	減塩みそ	大さじ1杯	18	35	1.9	1	3.6
0.43	だし入りみそ	大さじ1杯	18	35	2.4	1	3.2
0.44	赤色辛みそ	大さじ1杯	18	33	2.4	1	3.1
0.45	淡色辛みそ	大さじ1杯	18	35	2.3	1.1	3.1
0.45	ごまだれ	大さじ1	18	51	1.3	2.5	5.4
0.48	カレー粉	大さじ1杯	6	25	0.8	0.7	1.6
0.49	ミートソース	1食分	140	141	5.3	7	14.1
0.54	ナンプラー	大さじ1杯	17	8	1.5	0	0.5
0.56	マーボー豆腐の素	1食分	45	52	1.9	2.8	4.7
0.57	洋風だし	スープ1杯分	150	9	2	0	0.5
0.60	トウバンジャン	小さじ1	6	4	0.1	0.1	0.2
0.60	ふりかけ（たまご）	小袋1袋	3	11	0.6	0.5	0.9
0.61	ホワイトソース	1カップ	200	198	3.6	12.4	17.6
0.63	ハヤシルウ	1食分	20	102	1.2	6.6	9
0.70	カレールウ	1食分	20	102	1.3	6.8	8.2
0.79	中華だし	スープ1杯分	150	5	1.2	0	0
0.96	粒入りマスタード	小さじ1杯	6	14	0.5	1	0.8
1.04	鶏がらだし	スープ1杯分	150	11	1.7	0.6	0
1.07	かつおだし	みそ汁1杯分	150	5	0.8	0.2	0
1.12	ごまドレッシング	大さじ1杯	15	54	1.3	3.9	2.6
2.00	煮干しだし	みそ汁1杯分	150	2	0.2	0.2	0
2.77	サウザンアイランドドレッシング	大さじ1杯	15	62	0.2	6.2	1.3
3.72	フレンチドレッシング	大さじ1杯	15	61	0	6.3	0.9
3.82	マヨネーズ（低カロリータイプ）	大さじ1杯	12	34	0.3	3.4	0.3

| 5.31 | マヨネーズ（全卵型） | 大さじ1杯 | 12 | 84 | 0.2 | 9 | 0.5 |
| 8.95 | ラー油 | 小さじ1 | 4 | 37 | 0 | 4 | 0 |

菓子							
ケトン値	食品名	目安量（g）		エネルギー (kcal)	たんぱく質 （g）	脂質 （g）	糖質 （g）
0.00	ドロップ	2個	10	39	0	0	9.8
0.00	板ガム	1枚	3	12	0	0	2.9
0.00	ラムネ	小袋1袋	15	56	0	0.1	13.8
0.01	マロングラッセ	1個	20	63	0.2	0.1	15.5
0.01	マシュマロ	5個	18	59	0.4	0	14.3
0.01	らくがん	1個	10	39	0.2	0	9.4
0.02	ういろう	1切れ	40	73	0.4	0.1	17.6
0.02	ちまき	1個	50	77	0.7	0.1	18.2
0.02	かるかん	1個	50	115	1.1	0.2	27.2
0.03	練りようかん	1個	50	148	1.8	0.1	33.5
0.03	磯部せんべい	1枚	7	27	0.3	0.1	6.2
0.03	ボーロ	10個	5	20	0.1	0.1	4.5
0.04	うぐいすもち	1個	40	96	1.4	0.2	21.5
0.04	桜もち（関西風）	1個	50	100	1.7	0.1	22.2
0.04	くし団子（しょうゆ）	1個	55	108	1.7	0.2	24.7
0.04	もなか	1個	40	114	1.9	0.2	25
0.04	草もち	1個	50	115	2.1	0.2	25.1
0.05	くし団子（あん）	1個	70	141	2.7	0.3	31
0.05	かしわもち	1個	60	124	2.4	0.2	27
0.05	甘納豆（あずき）	10粒	6	18	0.3	0	3.7
0.05	大福もち	1個	50	118	2.4	0.3	25.2
0.06	今川焼	1個	90	199	4.1	0.9	41.9
0.09	どら焼	1個	65	185	4.3	1.6	36.1
0.10	あんパン（薄皮タイプ）	1個	50	130	3.3	1.2	24
0.10	カステラ	1切れ	40	128	2.5	1.8	25
0.14	ジャムパン	1個	85	252	5.6	4.9	44.8
0.15	スポンジケーキ	ケーキ1人分	50	149	4.1	2.8	26.5
0.15	あんまん	1個	80	224	4.9	4.6	38.8
0.15	ビスケット	1枚	7	30	0.5	0.7	5.3
0.16	げっぺい	1個	60	214	3.1	5.2	37.2
0.17	ホットケーキ	1枚	60	157	4.6	3.2	26.5
0.17	黒かりんとう	5個	15	66	1.1	1.7	11.3
0.20	南部せんべい	1枚	15	65	1.7	1.6	10.2
0.20	ウエハース	1枚	3	14	0.2	0.4	2.2
0.21	メロンパン	1個	100	366	8	10.5	58.2
0.24	揚げせんべい	1枚	15	70	0.9	2.6	10.6
0.24	ワッフル（カスタードクリーム入り）	1個	40	101	2.9	3.2	15.2
0.31	クリームパン	1個	95	290	9.8	10.4	38.2
0.32	カスタードクリーム	シュークリーム1個分	50	94	2.6	3.8	12.4
0.36	チョココロネ	1個	85	286	6	13	35.3
0.38	カスタードプリン	1個	85	107	4.7	4.3	12.5
0.43	揚げパン	1個	65	245	5.7	12.2	27.1
0.43	シュークリーム	1個	90	205	5.4	10.2	22.8
0.44	ドーナツ	1個	80	309	5.8	16.2	33.9
0.54	カレーパン	1個	110	353	7.3	20.1	33.8
0.57	ミルクチョコレート	1/5枚	10	56	0.7	3.4	5.2
0.57	ババロア	1個	100	218	5.6	12.8	20
0.60	ポテトチップス	1/3袋	25	139	1.2	8.8	12.6
0.67	ホワイトチョコレート	1/5枚	10	59	0.7	4	5
0.76	ベイクドチーズケーキ	1カット	80	254	6.8	17	18.5
0.87	アーモンドチョコレート	小袋1袋	16	93	1.8	6.5	6

飲料							
ケトン値	食品名	目安量（g）		エネルギー (kcal)	たんぱく質 （g）	脂質 （g）	糖質 （g）
0.00	ジン	1杯分	30	85	0	0	0
0.00	番茶	1杯分	100	0	0	0	0.1
0.00	ほうじ茶	1杯分	100	0	0	0	0.1

0.00	ウーロン茶	コップ1杯分	200	0	0	0	0.2
0.00	スポーツドリンク	コップ1杯	200	42	0	0	10.2
0.00	炭酸飲料・果実色飲料	コップ1杯	200	102	0	0	25.6
0.00	炭酸飲料・サイダー	コップ1杯	200	82	0	0	20.4
0.00	麦茶	コップ1杯	200	2	0	0	0.6
0.00	梅酒	ロック1杯分	45	70	0	0	9.3
0.00	コーラ	コップ1杯	200	92	0.2	0	22.8
0.01	ワイン（ロゼ）	グラス1杯	100	77	0.1	0	4
0.02	白酒	1杯分	100	238	1.9	0	48.1
0.02	ワイン（白）	グラス1杯	100	73	0.1	0	2
0.04	清酒	おちょこ1杯	30	32	0.1	0	1.4
0.04	ビール（淡色）	中ジョッキ1杯	500	200	1.5	0	15.5
0.06	ワイン（赤）	グラス1杯	100	73	0.2	0	1.5
0.07	昆布茶	コップ1杯分	2	2	0.1	0	0.8
0.11	インスタントコーヒー	カップ1杯分	2	6	0.3	0	1.1
0.11	コーヒー	カップ1杯分	150	6	0.3	0	1.1
0.20	青汁	コップ1杯	200	750	27.6	8.8	84.4
0.29	せん茶	1杯分	100	2	0.2	0	0.2
0.29	紅茶	カップ1杯分	150	2	0.2	0	0.2
0.79	玉露	1杯分	100	5	1.3	0	0
0.89	ピュアココア	カップ1杯分	4	11	0.7	0.9	0.7

加工食品							
ケトン値	食品名	目安量（g）		エネルギー（kcal）	たんぱく質（g）	脂質（g）	糖質（g）
0.13	ピラフ（冷凍）	1食分	250	403	9.5	7	75.3
0.22	コーンクリームスープ（粉末タイプ）	1食分	16	68	1.3	2.2	10.8
0.37	ぎょうざ（冷凍）	小1個	20	39	1.4	1.6	4.8
0.49	えびグラタン（冷凍）	1食分	250	333	12	16.8	33.3
0.56	しゅうまい（冷凍）	小1個	15	32	1.4	1.7	2.9
0.60	ポテトコロッケ（フライ済み冷凍）	1個	60	167	2.8	10.6	15.4
0.63	クリームコロッケ（フライ済み冷凍）	1個	80	205	4.1	13	18
0.65	ビーフカレー（レトルト）	1食分	200	236	6.6	14.6	19.6
0.71	いかフライ（フライ済み冷凍）	1個	60	197	7.3	12.2	14.7
0.77	メンチカツ（フライ済み冷凍）	1個	80	246	7.5	16.2	17.4
0.80	ビーフシチュー（レトルト）	1食分	210	248	12.6	15.1	15.5
0.85	ハンバーグ（冷凍）	1個	28	62	3.7	3.8	3.4
0.88	えびフライ（フライ済み冷凍）	1尾	25	73	2.3	5.1	4.5
0.96	ミートボール（冷凍）	1個	10	24	1.2	1.6	1.3
1.00	白身魚フライ（フライ済み冷凍）	1個	40	120	3.9	8.7	6.5

食材別さくいん

肉

牛肉
クリームボロネーゼ······················96
チンジャオロース······················· 101
牛肉のすき焼き風煮···················· 102
焼き肉··································· 105
餃子····································· 106
おでん··································· 107

ソーセージ
キャベツとソーセージのカレーソテー ···50
チーズカレーうどん·····················95

鶏肉
鶏肉のクリームスープ···················38
鶏ミンチの中華スープ···················42
蒸し鶏　ごましょうゆだれ···············52
照り焼きチキンハンバーグ···············57
あったかごまみそうどん·················95

豚肉
ポークピカタ···························68
野菜の肉巻き（アスパラ・トマト）···73
麻婆豆腐·······························85
とんこつ風ラーメン·····················96
お好み焼き·····························99
とんかつ······························ 101
五目野菜炒め··························· 104
豚肉のしょうが焼き···················· 105
寄せ鍋（ごまだれ）···················· 107

ベーコン
ミネストローネ·························50
チーズオムレツ·························56
キャベツとベーコンのバターソテー ···66
カレーコンソメスープ···················72
アーモンドミルクスープ·················84
ケトンお好み焼き·······················93
トマトクリームベーコンパスタ···········94
オムライス·····························97
洋風えびチャーハン·····················98
ベーコン野菜スープ····················· 111
カルボナーラソース···················· 126

魚介

あじ
あじカレームニエル·····················58

いか
五目野菜炒め··························· 104

えび
洋風えびチャーハン·····················98
五目野菜炒め··························· 104
茶碗蒸し······························· 108

かに
あんかけ芙蓉蟹·························74
かにレタスチャーハン···················97

かれい
カレイバター煮·························36

サーモン
サーモンマリネ·························72

さけ
さけのバター焼き·······················42
さけと野菜のグラタン·················· 103

さわら
さわらの煮つけ·························45

白身魚
白身魚のチーズホイル焼き···············51

たこ
おからたこ焼き························· 118

たちうお
焼き魚································· 102

たら
白身魚のフライ························· 106

たらこ
糸コンたらこ和え······················ 112

ちりめんじゃこ
切り干し大根のちりめんじゃこ炒め ········58
油揚げと大根、にんじんのじゃこ和え
··································· 114

ツナ
ブロッコリーツナサラダ·················73
ツナサラダ·····························84
ケトンピザ·····························93
洋風茶碗蒸し··························· 109

ぶり
ぶり照り焼き··························· 104

ホタテ
ホタテのクリームシチュー············ 103

卵

卵
卵黄のマッシュ·························30
チーズスクランブルエッグ···············38
ハンバーグ·····························43
チーズオムレツ·························56
照り焼きチキンハンバーグ···············57
ポークピカタ···························68
あんかけ芙蓉蟹·························74
ケトンパン·····························92
ケトンチーズスフレ·····················92
ケトンピザ·····························93
ケトンお好み焼き·······················93
かにレタスチャーハン···················97
オムライス·····························97
チヂミ·································98
お好み焼き·····························99
おからホットケーキ·····················99
おから蒸しパン························· 100
とんかつ······························ 101
牛肉のすき焼き風煮···················· 102
白身魚のフライ························· 106
おでん································· 107
茶碗蒸し······························· 108
洋風茶碗蒸し··························· 109
卵とトマトのスープ····················· 109
マドレーヌ····························· 115
プリン································· 115
ココアムース··························· 116
ババロア······························· 117
アイスクリーム························· 118
おからたこ焼き························· 118
おからカステラ························· 119
おからドーナツ························· 119
カルボナーラソース···················· 126
ショートケーキ························· 130

大豆製品

厚揚げ
おでん································· 107

油揚げ
あったかごまみそうどん·················95
寄せ鍋（ごまだれ）···················· 107
油揚げと大根、にんじんのじゃこ和え
··································· 114

絹ごし
豆腐のとろとろ煮·······················30
みそ汁（豆腐・のり）···················53
照り焼きチキンハンバーグ···············57
寄せ鍋（ごまだれ）···················· 107
なめこ汁······························· 110

高野豆腐
小松菜と高野豆腐の煮浸し………46

木綿豆腐
麻婆豆腐……………85
白和え………………113

焼き豆腐
牛肉のすき焼き風煮……………102

納豆
納豆炒め煮……………36

※おからパウダーは低糖質食品の項目を
　参照してください

乳製品

牛乳
とんこつ風ラーメン………………96
プリン…………………115
ババロア………………117

チーズ
ブロッコリーのチーズ和え…………37
チーズスクランブルエッグ…………38
アボカドチーズ………………43
白身魚のチーズホイル焼き…………51
チーズオムレツ………………56
チーズサラダ………………59
野菜の肉巻き（アスパラ・トマト）…73
ケトンチーズスフレ………………92
ケトンピザ………………93
チーズカレーうどん………………95
さけと野菜のグラタン……………103
ホテテのクリームシチュー…………103
洋風茶碗蒸し………………109
白和え………………112
レアチーズケーキ………………117
カルボナーラソース………………126
レアチーズケーキ………………132

生クリーム
白身魚のチーズホイル焼き…………51
コールスローサラダ………………52
チーズオムレツ………………56
干ししいたけのクリームスープ……68
ケトンパン………………92
ケトンチーズスフレ………………92
ケトンピザ………………93
ケトンお好み焼き………………93
トマトクリームベーコンパスタ……94
チーズカレーうどん………………95
クリームボロネーゼ………………96
とんこつ風ラーメン………………96
おからホットケーキ………………99

ホテテのクリームシチュー…………103
さけと野菜のグラタン……………103
洋風茶碗蒸し………………109
カリフラワーきのこクリーム煮……114
マドレーヌ………………115
プリン………………115
ココアムース………………116
ココアゼリー………………116
レアチーズケーキ………………117
アイスクリーム………………118
おからカステラ………………119
マスタードマヨネーズ……………125
カルボナーラソース………………126
レモンクリーム………………126
ショートケーキ………………130
レアチーズケーキ………………132

ヨーグルト
ヨーグルトクリーム………………39
レアチーズケーキ………………132

野菜

アスパラガス
野菜の肉巻き（アスパラ・トマト）…73

アボカド
アボカドチーズ………………43

オクラ
みそ汁（オクラ）………………45

かいわれ大根
糸コンたらこ和え………………112

カリフラワー
ゆで野菜サラダ（サウザン風）……66
さけと野菜のグラタン……………103
カリフラワーきのこクリーム煮……114

絹さや
花にんじんスープ………………74
のっぺい汁………………110
カリフラワーきのこクリーム煮……114

キャベツ
野菜だしのスープ………………31
コンソメスープ（キャベツ）………37
鶏ミンチの中華スープ……………42
キャベツとソーセージのカレーソテー
………………50
コールスローサラダ………………52
キャベツとベーコンのバターソテー……66
ケトンお好み焼き………………93
焼きうどん………………94
チーズカレーうどん………………95

お好み焼き………………99
ホテテのクリームシチュー…………103
豚肉のしょうが焼き………………105
餃子………………106
ベーコン野菜スープ………………111
おからたこ焼き………………118

きゅうり
きゅうりマヨネーズ………………39
コールスローサラダ………………52
蒸し鶏　ごましょうゆだれ…………52
レモンドレッシングサラダ…………69
サーモンマリネ………………72
わかめきゅうりごま酢和え…………75
ツナサラダ………………84

ごぼう
のっぺい汁………………110
きんぴらごぼう………………113

小松菜
小松菜と高野豆腐の煮浸し…………46

サニーレタス
チーズサラダ………………59
ツナサラダ………………84

さやいんげん
さやいんげんのミルク煮…………44
コンソメスープ（さやいんげん・にんじん）…59

サラダ菜
サーモンマリネ………………72

しそ
切り干し大根のちりめんじゃこ炒め…58
ぶり照り焼き………………104

春菊
牛肉のすき焼き風煮………………102
寄せ鍋（ごまだれ）………………107

しょうが
さわらの煮つけ………………45
蒸し鶏ごましょうゆだれ…………52
照り焼きチキンハンバーグ…………57
切り干し大根のちりめんじゃこ炒め…58
花にんじんスープ………………74
麻婆豆腐………………85
とんこつ風ラーメン………………96
五目野菜炒め………………104
豚肉のしょうが焼き………………105
焼き肉………………105
餃子………………106
冷やしうどん………………121
焼き肉のたれ〜味付けポン酢………127

大根
野菜だしのスープ……………………31
切り干し大根のちりめんじゃこ炒め…58
焼き魚………………………… 102
ぶり照り焼き………………… 104
おでん………………………… 107
油揚げと大根、にんじんのじゃこ和え
………………………………… 114

たけのこ
チンジャオロース…………… 101
五目野菜炒め………………… 104
のっぺい汁…………………… 110

玉ねぎ
ハンバーグ……………………43
ミネストローネ………………50
白身魚のチーズホイル焼き……51
コンソメスープ(エリンギ・しいたけ・玉ねぎ)…51
チーズオムレツ………………56
照り焼きチキンハンバーグ…………57
ゆで野菜サラダ(サウザン風)……66
干ししいたけのクリームスープ……68
サーモンマリネ………………72
ツナサラダ……………………84
ケトンピザ……………………93
トマトクリームベーコンパスタ……94
クリームボロネーゼ…………96
オムライス……………………97
マスタードマヨネーズ……… 125

チンゲン菜
チンゲン菜のナッツ和え……………53
アーモンドミルクスープ……………84
あったかごまみそうどん……………95

トマト
ミネストローネ………………50
トマトとレタスのごまマヨサラダ……56
ツナサラダ……………………84
卵とトマトのスープ………… 109
チリトマトソース…………… 125

なす
なすとエリンギのバターソテー…… 113

にら
焼き肉………………………… 105

にんじん
豆腐のとろとろ煮………………30
野菜だしのスープ……………………31
納豆炒め煮………………………36
鶏ミンチの中華スープ……………42
ハンバーグ……………………43
ミネストローネ………………50
コールスローサラダ…………………52

すまし汁(にんじん・しめじ・みつば)…57
コンソメスープ(さやいんげん・にんじん)…59
ゆで野菜サラダ(サウザン風)……66
サーモンマリネ………………72
にんじんグラッセ……………73
花にんじんスープ……………74
ひじき炒め煮…………………87
炒め汁(水菜・にんじん)…………87
焼きうどん……………………94
チーズカレーうどん…………95
クリームボロネーゼ…………96
オムライス……………………97
洋風えびチャーハン…………98
ホタテのクリームシチュー……… 103
五目野菜炒め………………… 104
寄せ鍋(ごまだれ)………… 107
のっぺい汁…………………… 110
ベーコン野菜スープ……………111
白和え………………………… 112
きんぴらごぼう……………… 113
油揚げと大根、にんじんのじゃこ和え
………………………………… 114

にんにく
麻婆豆腐………………………85
とんこつ風ラーメン…………96
チンジャオロース…………… 101
焼き肉………………………… 105
餃子………………………… 106
韓国風わかめスープ………… 108
マスタードマヨネーズ……… 125
カレー醤油ソース…………… 126
焼き肉のたれ〜味付けポン酢…… 127

ねぎ
蒸し鶏　ごましょうゆだれ…………52
照り焼きチキンハンバーグ…………57
あんかけ芙蓉蟹………………74
麻婆豆腐………………………85
わかめもやしスープ…………86
ケトンお好み焼き……………93
あったかごまみそうどん……………95
とんこつ風ラーメン…………96
かにレタスチャーハン………97
洋風えびチャーハン…………98
チヂミ…………………………98
チンジャオロース…………… 101
牛肉のすき焼き風煮………… 102
五目野菜炒め………………… 104
餃子………………………… 106
寄せ鍋(ごまだれ)………… 107
韓国風わかめスープ………… 108
おからたこ焼き……………… 118
冷やしうどん………………… 121
中華ドレッシング…………… 124
ねぎみそマヨソース………… 125

白菜
納豆炒め煮………………………36
鶏肉のクリームスープ………………38
白菜中華風和え物……………86
五目野菜炒め………………… 104
寄せ鍋(ごまだれ)………… 107
白菜のお浸し………………… 111

パプリカ・ピーマン
キャベツとベーコンのバターソテー……66
ケトンピザ……………………93
オムライス……………………97
チンジャオロース…………… 101
五目野菜炒め………………… 104

ブロッコリー
ブロッコリーのチーズ和え…………37
ゆで野菜サラダ(サウザン風)……66
ブロッコリーツナサラダ……………73
さけと野菜のグラタン……… 103

ほうれん草
ほうれん草ミルク煮……………………31
すまし汁(ほうれん草)……………44
あじカレームニエル…………………58
カレーコンソメスープ………………72
茶碗蒸し……………………… 108
白和え………………………… 112

水菜
炒め汁(水菜・にんじん)…………87

みつば
すまし汁(にんじん・しめじ・みつば)…57
なめこ汁……………………… 110

ミニトマト
レモンドレッシングサラダ…………69
野菜の肉巻き(アスパラ・トマト)…73
洋風茶碗蒸し………………… 109

もやし
あじカレームニエル…………………58
わかめもやしスープ…………86
とんこつ風ラーメン…………96
韓国風わかめスープ………… 108

ラディッシュ
チーズサラダ…………………59

レタス
トマトとレタスのごまマヨサラダ……56
レモンドレッシングサラダ…………69
かにレタスチャーハン………97

159

海藻

のり
納豆炒め煮………………………………36
みそ汁（豆腐・のり）……………………53
ケトンお好み焼き………………………93
お好み焼き………………………………99
冷やしうどん……………………………121

ひじき
ひじき炒め煮……………………………87

わかめ
わかめきゅうりごま酢和え……………75
わかめもやしスープ……………………86
とんこつ風ラーメン……………………96
韓国風わかめスープ……………………108
海藻サラダ………………………………121

きのこ

えのき
寄せ鍋（ごまだれ）………………………107

エリンギ
コンソメスープ（エリンギ・しいたけ・玉ねぎ）…51
花にんじんスープ………………………74
おでん……………………………………107
なすとエリンギのバターソテー………113

きくらげ
五目野菜炒め……………………………104

しいたけ
コンソメスープ（エリンギ・しいたけ・玉ねぎ）…51
照り焼きチキンハンバーグ……………57
干ししいたけのクリームスープ………68
あんかけ芙蓉蟹…………………………74
トマトクリームベーコンパスタ………94
クリームボロネーゼ……………………96
チンジャオロース………………………101
牛肉のすき焼き風煮……………………102
餃子………………………………………106
茶碗蒸し…………………………………108
カリフラワーきのこクリーム煮………114

しめじ
すまし汁（にんじん・しめじ・みつば）…57
あったかごまみそうどん………………95
洋風えびチャーハン……………………98
さけと野菜のグラタン…………………103
洋風茶碗蒸し……………………………109
ベーコン野菜スープ……………………111
白和え……………………………………112

なめこ
なめこ汁…………………………………110

まいたけ
寄せ鍋（ごまだれ）………………………107
のっぺい汁………………………………110

マッシュルーム
ホタテのクリームシチュー……………103

こんにゃく

糸こんにゃく
牛肉のすき焼き風煮……………………102
寄せ鍋（ごまだれ）………………………107
糸コンたらこ和え………………………112

こんにゃく
おでん……………………………………107

果物

りんご
りんごクリーム…………………………32

イチゴ
ショートケーキ…………………………130

種実

ごま
蒸し鶏　ごましょうゆだれ……………52
トマトとレタスのごまマヨサラダ……56
わかめきゅうりごま酢和え……………75
白菜中華風和え物………………………86
焼き肉……………………………………105
寄せ鍋（ごまだれ）………………………107
韓国風わかめスープ……………………108
白和え……………………………………112
海藻サラダ………………………………121
冷やしうどん……………………………121
和風ごまドレッシング…………………124
中華ドレッシング………………………124
焼き肉のたれ～味付けポン酢…………127

ねりごま
あったかごまみそうどん………………95
ごまだれ…………………………………124

アーモンドダイス
とんかつ…………………………………101

アーモンドパウダー
おからホットケーキ……………………99

低糖質食材

アーモンドミルク
アーモンドミルクスープ………………84

オオバコダイエット
豆腐のとろとろ煮………………………30
照り焼きチキンハンバーグ……………57
あんかけ芙蓉蟹…………………………74
麻婆豆腐…………………………………85
チンジャオロース………………………101
ホタテのクリームシチュー……………103
さけと野菜のグラタン…………………103
五目野菜炒め……………………………104
豚肉のしょうが焼き……………………105
餃子………………………………………106
のっぺい汁………………………………110
カリフラワーきのこクリーム煮………114
プリン……………………………………115
おからたこ焼き…………………………118
おからカステラ…………………………119
わらびもち………………………………120
中華ドレッシング………………………124
ショートケーキ…………………………130
レアチーズケーキ………………………132

おからパウダー
ポークピカタ……………………………68
おからホットケーキ……………………99
おから蒸しパン…………………………100
とんかつ…………………………………101
餃子………………………………………106
白身魚のフライ…………………………106
おからたこ焼き…………………………118
おからカステラ…………………………119
おからドーナツ…………………………119
ショートケーキ…………………………130
レアチーズケーキ………………………132

糖質0麺
揚げ焼き麺………………………………85
焼きうどん………………………………94
トマトクリームベーコンパスタ………94
あったかごまみそうどん………………95
チーズカレーうどん……………………95
クリームボロネーゼ……………………96
とんこつ風ラーメン……………………96
かにレタスチャーハン…………………97
オムライス………………………………97
洋風えびチャーハン……………………98
チヂミ……………………………………98
お好み焼き………………………………99
冷やしうどん……………………………121

おからカステラ…………………………119
おからドーナツ…………………………119

編集後記

　ケトン食は平成28年度の診療報酬改訂において「てんかん食」として特別食加算算定が承認されました。しかし、栄養士の養成学校でケトン食についての十分な授業はほとんど実施されておらず、現在でも入院患者にケトン食を提供し、患者にケトン食の栄養食事指導を行うことができる病院は多くありません。

　大阪母子医療センターでは、患者の病態に応じるだけでなく、家庭の食生活にもあわせて簡単に実施できるケトン食を目指して、改良を重ねてきました。そして、ケトン食は数字あわせにとらわれるのではなく、臨床経過を踏まえて個別に食事内容を調整するといった簡単な方法が、継続するために重要であり有効でもあるという結論に至りました。そこで今回、大阪母子医療センターの管理栄養士が行っている、"治療として気軽にケトン食療法に取り組むためのレシピ本"を制作することになりました。

　レシピの写真は、栄養管理室の管理栄養士6名が力を結集し考案・調理した料理です。食材の買出しや撮影には、青山 祐太郎様をはじめ診断と治療社スタッフの皆様にご協力をいただき、すばらしい料理写真を掲載することができました。当センターが蓄積した貴重な経験や知識をケトン食レシピ集としてまとめることができ、関係者一同、大変嬉しく思っています。

　本書が、実際にケトン食を必要とする患者さん・ご家族の豊かな食生活に寄与し、それを支援する医療・福祉・教育関係の皆様のお役に立てることを願っています。

　最後に、診断と治療社の多大なるご協力で発刊にこぎつけましたことに深謝申し上げます。

2018年11月
位田　忍
柳原恵子
西本裕紀子

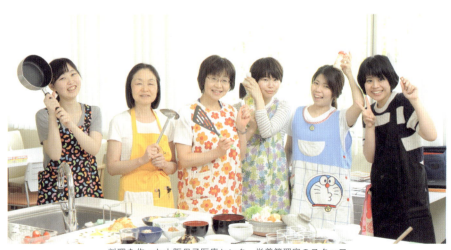

料理を作った大阪母子医療センター栄養管理室のスタッフ
（左から堀香澄、藤本素子、西本裕紀子、加嶋倫子、麻原明美、伊藤真緒）

・ JCOPY 〈(社)出版者著作権管理機構 委託出版物〉
本書の無断複写は著作権法上での例外を除き禁じられています．
複写される場合は，そのつど事前に，(社)出版者著作権管理機構
（電話 03-5244-5088，FAX03-5244-5089，e-mail：info@jcopy.or.jp）
の許諾を得てください．

・本書を無断で複製（複写・スキャン・デジタルデータ化を含みます）する行為は，著作権法上での限られた例外（「私的使用のための複製」など）を除き禁じられています．大学・病院・企業などにおいて内部的に業務上使用する目的で上記行為を行うことも，私的使用には該当せず違法です．また，私的使用のためであっても，代行業者等の第三者に依頼して上記行為を行うことは違法です．

簡単・おいしい・アレンジしやすい
治療のための継続できる
ケトン食レシピ

ISBN978-4-7878-2366-3

2019年1月31日　初版第1刷発行

監　　　修	地方独立行政法人　大阪府立病院機構　大阪母子医療センター
編　　　集	位田　忍，柳原恵子，西本裕紀子
発　行　者	藤実彰一
発　行　所	株式会社　診断と治療社
	〒100-0014　東京都千代田区永田町2-14-2　山王グランドビル4階
	TEL：03-3580-2750（編集）　03-3580-2770（営業）
	FAX：03-3580-2776
	E-mail：hen@shindan.co.jp（編集）
	eigyobu@shindan.co.jp（営業）
	URL：http://www.shindan.co.jp/
表紙デザイン	株式会社ジェイアイ
印刷・製本	図書印刷株式会社

© 地方独立行政法人　大阪府立病院機構　大阪母子医療センター, 2019. Printed in Japan.　　　[検印省略]
乱丁・落丁の場合はお取り替えいたします．